U0105175

中国最美经方丛书

丛书主编 柳越冬 杨建宇

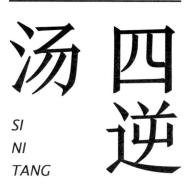

四逆汤

SI NI TANG

主 编

杨建宇 杨志敏 郑佳新

中原农民出版社

·郑州·

图书在版编目(CIP)数据

四逆汤／杨建宇,杨志敏,郑佳新主编.—郑州:中原农民
出版社,2018.9
 (中国最美经方丛书)
 ISBN 978-7-5542-1970-6

Ⅰ.①四… Ⅱ.①杨… ②杨… ③郑… Ⅲ.①四逆汤-研究
Ⅳ.①R286

中国版本图书馆 CIP 数据核字(2018)第 152488 号

出版:中原农民出版社

地址:河南省郑州市郑东新区祥盛街 27 号 7 层

邮编:450016

网址:http://www.zynm.com

电话:0371-65751257

发行单位:全国新华书店

承印单位:新乡市豫北印务有限公司

投稿邮箱:zynmpress@sina.com

策划编辑电话:0371-65788677

邮购热线:0371-65713859

开本:710mm×1010mm   1/16

印张:11.5

字数:168 千字

版次:2019 年 8 月第 1 版

印次:2019 年 8 月第 1 次印刷

书号:ISBN 978-7-5542-1970-6

定价:46.00 元

本书如有印装质量问题,由承印厂负责调换

编 委 会

大美经方！ 中医万岁！

今天有点兴奋！

"中华中医药祝之友/杨建宇教授经方经药传承研究工作室"的牌子挂在了印尼·巴淡岛！[1]我很自豪地说，这是中医药界第一块"经方经药"传承研究机构的牌子！自然，在东南亚乃至全球也是第一！而这，必须感谢、感恩医圣张仲景的经方！

在20世纪80年代，我刚学了中医方剂学，就到新华书店买了一本《古方今用》，其中第一和方"桂枝汤"，不但用于治疗感冒，而且还广泛用于内外妇儿疾病。我印象最深的是既治坐骨神经痛，又治高血压。当时，我就有点懵！待学完《伤寒杂病论》，就有点明白了。但是一直到90年代初，随着临床感悟的加深，对医圣经方潜心地体验，对《伤寒杂病论》的反复体味，就基本上明白了许多。继而，临床疗效随着经方更广泛地应用而有了大幅提高，随即，我就被郑州地区多家门诊邀请出诊，还被许昌、濮阳、新乡、信阳等地邀请出专家门诊。直到现在，我仍坚持不懈地在临床中应用经方、体验经方、推广经方，并且效果显著，声誉远扬。时而，被邀至全国各地会诊疑难杂症；时而，被邀至全国各地讲解经方心得；偶尔，被邀至境外讲解经方，交流使用经方攻克疑难杂症的经验。而今天，把"经方经药"传承研究的牌子挂在了印尼·巴淡岛上，而这一切，都缘于经方！都成于经方！这真是最美经方！大美经方！我情不自禁地在内心深处呼喊，感谢经方！感恩医圣！

时间如梭！中医药发展进入加速期。重温中医药经典蔚然成风，国家中医药管理局"全国优秀中医临床人才研修项目"学员（简称国优人才班）的培养，重在经典的研修，通过对研修项目的关注、论证、宣教、参与、主持等历炼和学习，我接触到了中医经典大家，对中医经典有了更深入地认知，对经方有了更深刻地体验，临床疗效再次得到了稳步提升。北京市中医管理局、河南省中医管理局、南阳市中医药管理局共同举办仲景书院首期"仲景国医传人"精英班，我有幸作为执行班主任，再次对经方大家和经方学验有了更多的感触和心悟。再加之，近5年来我一直在牵头专病专科经方大师研修班的数十个研修班的学习与交流，在单纯的经方学习交流之基础上，更多地引导经方的学术提升和经方应用向主流医院内推广，使我对"经方热"乃至"经典热"有了更多层面的了解和把握。期间，有一个"病准方对药不灵"现象引起了我的关注，我认为这一定是中药药物的精准及合理应用出了问题。即而联想到，国优人才班讲经典《神农本草经》苦于找不到专门研究《神农本草经》的教授,而在第三批国优人才班上课时,只有祝之友老教授一个人专注《神农本草经》专题研究与经方解读。原来这是中医药界普遍不读《神农本草经》的缘故,大家不重视临床中药学科的发展,从而导致临床中药品种、中药古今变异等问题没有得到良好的控制和改善,导致用药临床不效。故而,我们就立即开始举办"基于《神农本草经》解读经方临证应用研修班和认药采药班",旨在引导大家重温中医药首部经典《神农本草经》,认真研究经方的用药精准问题。此时此刻,明确提出"经药"这一"中医临床药学"的基本概念。根据祝之友老教授的要求和亲自授课、督导,我迅速把这个概念推广至全国各地(包括台北市的国际论坛上),及东南亚地区,为提高中医药临床疗效服务!而这个结果仍然是医圣经方的引领,仍然要感谢、感恩医圣仲景!大美经方!最美经方!

我和不少中医药人一样,稍稍有点小文人情愫,心绪放飞之时,就浮想联翩,继而就草草成文。恰好"中国最美经方丛书"第一辑15册即将出版,而邀我作序,就充之为序。

之于"中国最美经方丛书",启于原"神奇的中华经穴疗法系列丛书"的畅销与好评!继而推出。既是中原出版传媒集团重点畅销图书,也是目前"经方热""经药热"之最流行类之书籍。本丛书系柳越冬教授带头,由国家名医传承室、大学科研机构、仲景书院经方兴趣研究小组等优秀的一线临床和科研人员共同编撰,是学习经方、应用经方、推广经方的参考书籍!对经方的临床应用和科研、教学均有积极的助推意义,必将得到广大"经方"爱好者、"经药"爱好者的热捧!

最后,仍用我恩师孙光荣国医大师的话来作结束语,

那就是:

美丽中国有中医!

中医万岁!

杨建宇[2]

2018 年 6 月 2 日,于新加坡转机回国候机时

注释:[1]同时还挂了"中华中药泰斗祝之友教授东南亚·印尼药用植物苑"和"中华中医药中和医派杨建宇教授工作室东南亚·印尼工作站"的牌子。每块牌子上都有印尼文、中文、英文3种文字。

[2]杨建宇:研究员/教授,执业中医师,中华中和医派掌门人,著名经方学者和经方临床圣手。中国中医药研究促进会仲景医学研究分会副会长兼秘书长,仲景星火工程分会执行会长,北京中西医慢病防治促进会全国经方医学专家委员会执行主席,中关村炎黄中医药科技创新联盟全国经方健康产业发展联盟执行主席,中医药"一带一路"经方行(国际)总策划、总指挥、主讲教授,中华国医专病专科经方大师研修班总策划、主讲教授,中国医药新闻信息协会副会长兼中医药临床分会执行会长,曲阜孔子文化学院国际中医学院名誉院长/特聘教授。

目　录

上　篇　经典温习

1

中篇　临证新论

3

下篇　现代研究

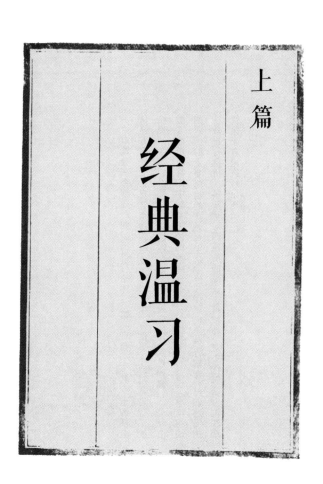

上篇

经典温习

本篇分三个部分对四逆汤进行论述：第一章第一节溯本求源部分从经方出处、方名释义、药物组成、使用方法、方歌等方面对其进行系统梳理；第二节经方集注选取历代医家对经方的代表性阐释；第三节类方简析对临床中较常用的四逆汤类方进行简要分析。第二章对组成四逆汤的主要药物的功效与主治，以及作用机制进行阐释，对四逆汤的功效进行剖析。第三章对四逆汤的源流进行梳理，对古代医家方论和现代医家方论进行论述。

第一章 概　述

第一节　溯本求源

一、经方出处

《伤寒论》

1. 伤寒脉浮,自汗出,小便数,心烦,微恶寒,脚挛急,反与桂枝,欲攻其表,此误也,得之便厥。咽中干,烦躁,吐逆者,作甘草干姜汤与之,以复其阳。若厥愈足温者,更作芍药甘草汤与之,其脚即伸。若胃气不和谵语者,少与调胃承气汤。若重发汗,复加烧针者,四逆汤主之。(29)

2. 伤寒,医下之,续得下利,清谷不止,身疼痛者,急当救里;后身疼痛,清便自调者,急当救表。救里宜四逆汤,救表宜桂枝汤。(91)

3. 病发热头痛,脉反沉,若不差,身体疼痛,当救其里,四逆汤方。(92)

4. 脉浮而迟,表热里寒,下利清谷者,四逆汤主之。(225)

5. 自利不渴者,属太阴,以其脏有寒故也,当温之,宜服四逆辈。(277)

6. 少阴病,脉沉者,急温之,宜四逆汤。(323)

7. 少阴病,饮食入口则吐,心中温温欲吐,复不能吐。始得之,手足寒,脉弦迟者,此胸中实,不可下也,当吐之。若膈上有寒饮,干呕者,不可吐也,当温之,宜四逆汤。(324)

8. 大汗出,热不去,内拘急,四肢疼,又下利厥逆而恶寒者,四逆汤主之。(353)

9. 大汗,若大下利,而厥冷者,四逆汤主之。(354)

10.下利腹胀满,身体疼痛者,先温其里,乃攻其表。温里宜四逆汤,攻表宜桂枝汤。(372)

11.呕而脉弱,小便复利,身有微热,见厥者难治,四逆汤主之。(377)

12.吐利汗出,发热恶寒,四肢拘急,手足厥冷者,四逆汤主之。(388)

13.既吐且利,小便复利,而大汗出,下利清谷,内寒外热,脉微欲绝者,四逆汤主之。(389)

二、方名释义

《伤寒论》以"四肢逆冷"为主症,以"四逆"命名的三类方——四逆汤及其类方、四逆散、当归四逆汤,各证的病因病机虽不同,但本质均为"阴阳之气不相顺接",亦即表里之气不相顺接。故通过回阳救逆、行气透郁、养血温经三种不同治疗,最终均达到恢复阴阳之气平衡的目的。

四逆,指四肢逆冷,手足厥冷是一个临床症状,主要表现为患者自觉手足冰冷,异于常人,他人抚之亦有冰冷之感。在临床上,手足厥冷既可见于以此为主症的一些独立疾病,也可发生于许多疾病发展至严重阶段,出现手足厥冷、面色苍白等一系列危重征象时。

四逆汤是回阳救逆的代表方,主治阳气衰微、阴寒内盛,证候表现主要有四肢厥冷、恶寒蜷卧、精神萎靡、吐利腹痛、脉沉细微,甚至脉微欲绝等一派阳衰阴盛之候,此既可见于各种慢性病恶化加重发展到衰竭阶段,亦可是多种急性病病情发展迅速,正不敌邪的危重状态,病因各异,病机相同。其中四肢逆冷、苍白甚至青紫是其特征性表现,也是本汤证与其他温阳散寒汤证的主要鉴别点。阳衰阴盛,病情危重,当急予温阳散寒,救逆,故以大辛大热之附子(生用)、干姜大剂温阳,单刀直入,以图挽救衰败之虚阳,配甘平性缓之甘草调和药性,既防刚烈太过,亦体现阴中求阳、阴阳调和的平衡观。成无己曰:"四逆者,四肢逆而不温也,四肢者,诸阳之本,阳气不足,阴寒加之,阳气不相顺接,是致手足不温,而成四逆,此汤申发阳气,却散阴寒,温经暖肌,是以四逆名之。"

通脉四逆汤药味同四逆汤,而姜附用量更大,其温通之性、破阴回阳之力较四逆汤更强。

通脉四逆加猪胆汁汤则是在回阳的同时兼以益阴,并有反佐之意,引阳药入阴。

白通汤为四逆汤去甘草加葱白构成,其主治病热更急,证情更危,挽回浮越之虚阳只在顷刻之间,故仲景只用附、姜、葱三味纯阳之品,强力破阴回阳,宣通上下,以求夺一线生机。

白通加猪胆汁汤意同通脉四逆加猪胆汁汤,加入苦寒之猪胆汁、咸寒之人尿以燮理阴阳药性,益阴助阳。

四逆加人参汤则用于不仅阳虚阴盛,复加气血耗脱之证,故以四逆回阳,再合人参大补气血,挽救阴竭阳亡。

茯苓四逆汤为四逆汤加人参、茯苓而成,证属阴阳俱损,水气内停,通过益阴助阳,补气行水而治厥逆,证候表现除四肢厥逆外当还见有浮肿、少尿、烦躁等。

总之,以上七方均为阳衰阴盛所设,病势急,病情重,必予功专力效之回阳重剂,以救厥逆,若救治得当,阳气得回,阴寒得散,则手足逆冷等诸多危候可缓。诸方之中,四逆汤为基本方,其他几方均可视为四逆汤之加减方,依据阴寒盛衰之程度而论。

三、药物组成

甘草二两(炙),干姜一两半,附子一枚(生用,去皮,破八片)。

四、使用方法

上三味,以水三升,煮取一升二合,去滓,分温再服。强人可大附子一枚,干姜三两。

五、方歌

生附一枚两半姜,草须二两少阴方,

建功姜附如良将,将将从容藉草匡。(《长沙方歌括》)

第二节　经方集注

伤寒脉浮,自汗出,小便数,心烦,微恶寒,脚挛急,反与桂枝,欲攻其表,此误也,得之便厥。咽中干,烦躁,吐逆者,作甘草干姜汤与之,以复其阳。若厥愈足温者,更作芍药甘草汤与之,其脚即伸。若胃气不和谵语者,少与调胃承气汤。若重发汗,复加烧针者,四逆汤主之。(29)

成无己

脉浮,自汗出,小便数而恶寒者,阳气不足也。心烦、脚挛急者,阴气不足也。阴阳血气俱虚,则不可发汗,若与桂枝汤攻表,则又损阳气,故为误也,得之便厥。咽中干,烦躁吐逆者,先作甘草干姜汤,复其阳气,得厥愈足温,乃与芍药甘草汤,益其阴血,则脚胫得伸。阴阳虽复,其有胃躁、谵语,少与调胃承气汤,微溏,以和其胃。重发汗为亡阳,加烧针则损阴,《内经》曰:荣气微者,加烧针则血不流行,重发汗,复烧针,是阴阳之气大虚,四逆汤以复阴阳之气。(《注解伤寒论》)

喻嘉言

此段辨证用法最精、最详,从前不得其解,今特明之。脉浮、自汗固是在表之风邪,而小便数、心烦则邪又在里,加以微恶寒,则在里为寒邪,更加脚挛急,则寒邪颇重矣。乃用桂枝独治其表,则阳愈虚,阴愈无制,故得之便厥也。桂枝且误,麻黄更可知矣,大青龙更可知矣。阴寒内凝,总无攻表之理也。甘草干姜汤复其阳者,即所以散其寒也。厥愈足温,不但不必治寒,且虑前之辛热有伤其阴,而足挛转锢,故随用芍药、甘草以和阴,而伸其脚。设胃气不和而谵语,则胃中津液亦为辛热所耗,故少与调胃承气汤以和胃,而止其谵,多与则为下,而非和矣。若不知此证之不可汗,而重发其汗,复加烧

针,则阳之虚者必造于亡,阴之无制者,必至犯上无等。此则用四逆汤以回其阳,尚恐不胜,况可兼阴为治乎。(《尚论篇》)

柯 琴

若重发汗,复加烧针者,四逆汤主之。重发汗而病不解,则不当汗矣。复加烧针,以迫其汗,寒气内侵,当救其里。烧针后疑有脱文。(《伤寒来苏集》)

伤寒,医下之,续得下利,清谷不止,身疼痛者,急当救里;后身疼痛,清便自调者,急当救表。救里宜四逆汤,救表宜桂枝汤。(91)

成无己

伤寒下之,续得下利,清谷不止,身疼痛者,急当救里者,以里气不足,必先救之,急与四逆汤。得清便自调,知里气已和。然后急与桂枝汤以救表,身疼者,表邪也。《内经》曰:病发而不足,标而本之,先治其标,后治其本。此以寒为本也。(《注解伤寒论》)

喻嘉言

下利清谷者,脾中之阳气微,而饮食不能腐化也。身体疼痛者,在里之阴邪盛,而筋脉为其阻滞也。阳微阴盛,凶危立至,当急救其在里之微阳,俾利与痛而俱止。救后,小便清,大便调,则在里之阳已复,而身痛不止,明是表邪未尽,营卫不和所致,又当急救其表,俾外邪仍从外解,而表里之辨,始为明且尽耳。救里与攻里天渊,若攻里,必须先表后里,必无倒行逆施之法。惟在里之阴寒极盛,恐阳气暴脱,不得不急救其里,俟里证少定,仍救其表。初不敢以一时之权宜,更一定之正法也。厥阴篇下利、腹胀、身体疼痛者,先温其里,乃攻其表。曰先温,曰乃攻,形容不得已之次第,足互此意。(《尚论篇》)

柯 琴

下利是里寒,身痛是表寒。表宜温散,里宜温补。先救里者,治其本也。(《伤寒来苏集》)

尤在泾

伤寒下后,邪气变热,乘虚入里者,则为挟热下利;其邪未入里而脏虚生寒者,则为下利清谷。各因其人邪气之寒热与脏气之阴阳而为病也。身疼痛者,邪在表也,然脏气不充,则无以为发汗散邪之地,故必以温药舍其表而救其里。服后清便自调,里气已固,而身痛不除,则又以甘辛发散为急,不然,表之邪又将入里而增患矣。而救里用四逆,救表用桂枝,与厥阴篇下利腹胀满身疼痛条略同,彼为寒邪中阴,此为寒药伤里,而其温中散邪先表后里之法,则一也。(《伤寒贯珠集》)

病发热,头痛,脉反沉,若不差,身体疼痛,当救其里,四逆汤方。(92)

成无己

发热头痛,表病也。脉反沉者,里脉也。《经》曰:表有病者,脉当浮大。今脉反沉迟,故知愈也。见表病而得里脉,则当瘥。若不瘥,为内虚寒甚也,与四逆汤救其里。(《注解伤寒论》)

柯 琴

此太阳麻黄汤证。病为在表,脉当浮而反沉,此为逆也。若汗之不瘥,即身体疼痛不罢,当凭其脉之沉而为在里矣。阳证见阴脉,是阳消阴长之兆也。热虽发于表,为虚阳,寒反据于里,是真阴矣。必有里证伏而未见,藉其表阳之尚存,乘其阴之未发,迎而夺之,庶无吐利厥逆之患,里和而表自解矣。

邪之所凑,其气必虚。故脉有余而证不足,则从证;证有余而脉不足,则从脉。有余可假,而不足为真,此仲景心法。(《伤寒来苏集》)

尤在泾

发热身疼痛,邪在表也。而脉反沉,则脉与病左矣。不瘥者,谓以汗药发之而不瘥也。以其里气虚寒,无以为发汗散邪之地,故与四逆汤,舍其表而救其里,如下利身疼痛之例也。(《伤寒贯珠集》)

脉浮而迟,表热里寒,下利清谷者,四逆汤主之。(225)

成无己

浮为表热,迟为里寒。下利清谷者,里寒甚也,与四逆汤,温里散寒。
(《注解伤寒论》)

柯 琴

脉浮为在表,迟为在脏,浮中见迟,是浮为表虚,迟为脏寒。未经妄下而利清谷,是表为虚热,里有真寒矣。仲景凡治虚证,以里为重,协热下利,脉微弱者,便用人参,汗后身疼,脉沉迟者,便加人参。此脉迟而利清谷,且不烦不咳,中气大虚,元气已脱,但温不补,何以救逆乎?观茯苓四逆之烦躁,且用人参,况通脉四逆,岂得无参?是必因本方之脱落而成之耳。

此是伤寒证。然脉浮表热,亦是病发于阳,世所云漏底伤寒也。必其人胃气本虚,寒邪得以直入脾胃,不犯太、少二阳,故无口苦、咽干、头眩、项强痛之表证。然全赖此表热,尚可救其里寒。(《伤寒来苏集》)

尤在泾

脉迟为寒,而病系阳明,则脉不沉而浮也。寒中于里,故下利清谷;而阳为阴迫,则其表反热也。四逆汤为复阳散寒之剂,故得主之。而阳明土也,土恶水而喜温,若胃虚且冷,不能纳谷者,土气无权,必不能胜水而禁冷。设与之水,水与寒搏,必发为哕。哕,呃逆也。(《伤寒贯珠集》)

自利不渴者,属太阴,以其脏有寒故也,当温之,宜服四逆辈。(277)

尤在泾

自利不渴者,太阴本自有寒,而阴邪又中之也。曰属太阴,其脏有寒,明非阳经下利及传经热病之比。法当温脏祛寒,如四逆汤之类,不可更以苦寒坚之清之,如黄芩汤之例也。(《伤寒贯珠集》)

成无己

自利而渴者,属少阴,为寒在下焦;自利不渴者,属太阴,为寒在中焦,与四逆等汤,以温其脏。(《注解伤寒论》)

王好古

自利不渴者,属太阴,以其脏有寒故也。当温之,宜四逆辈。此条虽不言脉,当知沉迟而弱。(《此事难知》)

少阴病,脉沉者,急温之,宜四逆汤。(323)

成无己

既吐且利,小便复利,而大汗出,下利清谷,内寒外热,脉微欲绝者,不云急温;此少阴有脉沉,而云急温者,彼虽寒甚,然而证已形见于外,治之则有成法;此初头脉沉,未有形证,不知邪气所之,将发何病,是急与四逆汤温之。(《注解伤寒论》)

尤在泾

此不详何证,而但凭脉以论治,曰:"少阴病,脉沉者,急温之,宜四逆汤。"然苟无厥逆、恶寒、下利、不渴等证,未可急与温法。愚谓学者当从全书会通,不可拘于一文一字之间者,此又其一也。(《伤寒贯珠集》)

喻嘉言

外邪入少阴,宜与肾气两相搏击,乃脉见沉而不鼓,即《内经》所谓肾脉独沉之义,其人阳气衰微可知,故当急温之,以助其阳也。(《尚论篇》)

少阴病,饮食入口则吐,心中温温欲吐,复不能吐。始得之,手足寒,脉弦迟者,此胸中实,不可下也,当吐之。若膈上有寒饮,干呕者,不可吐也,急温之,宜四逆汤。(324)

成无己

伤寒表邪传里,至于少阴。少阴之脉,从肺出,络心注胸中。邪既留于胸中而不散者,饮食入口则吐,心中温温欲吐,阳气受于胸中,邪既留于胸中,则阳气不得宣发于外,是以始得之,手足寒,脉弦迟,此是胸中实,不可下,而当吐。其膈上有寒饮,亦使人心中温温,而手足寒。吐则物出,呕则物不出,吐与呕别焉。胸中实,则吐而物出;若膈上有寒饮,则但干呕而不吐也。此不可吐,可与四逆汤以温其膈。(《注解伤寒论》)

尤在泾

肾者,胃之关也。关门受邪,上逆于胃,则饮食入口即吐,或心中温温欲吐,而复不能吐也。夫下气上逆而为吐者,原有可下之例,如本论之"哕而腹满,视其前后,知何部不利者而利之",《金匮》之"食已即吐者,大黄甘草汤主之"是也。若始得之,手足寒,脉弦迟者,胸中邪实而阳气不布也,则其病不在下而在上,其治法不可下而可吐,所谓"因其高者而越之"也。若膈上有寒饮而致干呕者,则复不可吐而可温,所谓"病痰饮者,当以温药和之"也。故实可下,而胸中实则不可下;饮可吐,而寒饮则不可吐。仲景立法,明辨详审

如此。(《伤寒贯珠集》)

喻嘉言

饮食入口即吐，犹曰胃中不能纳谷也。若不饮食之时，复欲吐而不能吐，明系阴邪上逆矣。此等处必加细察，若始得之，便手足寒，而脉弦迟，即非传经热邪，其为阴邪上逆无疑，当从事乎温经之法也。若胸中实者，是为阳邪在胸，而不在腹，即不可用下，而当吐以提之也。然必果系阳邪，方可用吐。设膈上有寒饮，干呕即是阴邪用事，吐必转增其逆，计惟有急温一法，可助阳而胜阴矣。(《尚论篇》)

大汗出，热不去，内拘急，四肢疼，又下利厥逆而恶寒者，四逆汤主之。(353)

成无己

大汗出，则热当去；热反不去者，亡阳也。内拘急，下利者，寒甚于里。四肢疼，厥逆而恶寒者，寒甚于表。与四逆汤，复阳散寒。(《注解伤寒论》)

喻嘉言

大汗出而热反不去，正恐阳气越出躯壳之外。若内拘急，四肢疼，更加下利、厥逆、恶寒，则在里纯是阴寒，宜亟用四逆汤以回其阳，而阴邪自散耳。(《尚论篇》)

柯琴

治之失宜，虽大汗出而热不去，恶寒不止，表未除也。内拘急而下利，里寒已发，四肢疼而厥冷，表寒又见矣。可知表热里寒者，即表寒亡阳者矣。(《伤寒来苏集》)

尤在泾

此过汗伤阳，病本热而变为寒之证。大汗出，热不去者，邪气不从汗解，而阳气反从汗亡也。阳气外亡，则寒冷内生，内冷则脉拘急而不舒也。四肢者，诸阳之本，阳虚不足，不能实气于四肢，则为之疼痛也。甚至下利厥逆而恶寒，则不特无以内守，亦并不为外护矣。故必以四逆汤救阳驱阴为主。余谓传经之热，久亦成阴者，此类是也。(《伤寒贯珠集》)

大汗，若大下利，而厥冷者，四逆汤主之。(354)

成无己

大汗,若大下利,内外虽殊,其亡津液、损阳气则一也。阳虚阴胜,故生厥逆,与四逆汤,固阳退阴。(《注解伤寒论》)

柯　琴

大汗则亡阳,大下则亡阴,阴阳俱虚,故厥冷。但利非清谷,急温之,阳回而生可望也。(《伤寒来苏集》)

尤在泾

此亦阳病误治而变阴寒之证。成氏所谓"大汗,若大下利,表里虽殊,其亡津液、损阳气一也"。阳虚阴胜,则生厥逆。虽无里急下利等证,亦必以救阳驱阴为急。《易》曰"履霜坚冰至",阴盛之戒,不可不凛也。(《伤寒贯珠集》)

下利,腹胀满,身体疼痛者,先温其里,乃攻其表。温里宜四逆汤,攻表宜桂枝汤。(372)

成无己

下利,腹满者,里有虚寒,先与四逆汤温里;身疼痛,为表未解,利止里和,与桂枝汤攻表。(《注解伤寒论》)

喻嘉言

此与太阳中篇下利、身疼,用先里后表之法大同。彼因误下而致下利,此因下利而致腹胀,总以温里为急者,见睍曰消之义也。身疼痛,有里有表,必清便已调,其痛仍不减,方属于表。太阳条中已悉,故此不赘。(《尚论篇》)

尤在泾

此条叔和本列厥阴篇中,今移置此。此太阴经脏并受寒邪之证,叔和编入厥阴经中者,误也。下利,腹胀满,里有寒也;身体疼痛,表有寒也。然必先温其里,而后攻其表。所以然者,脏气不充,则外攻无力;阳气外泄,则里寒转增,自然之势也。而四逆用生附,则寓发散于温补之中;桂枝有甘、芍,则兼固里于散邪之内。用法之精如此。(《伤寒贯珠集》)

呕而脉弱,小便复利,身有微热,见厥者难治,四逆汤主之。(377)

成无己

呕而脉弱,为邪气传里。呕则气上逆,而小便当不利。小便复利者,里虚也。身有微热见厥者,阴胜阳也,为难治。与四逆汤,温里助阳。(《注解伤寒论》)

柯 琴

呕而发热者,小柴胡证。此脉弱而微热,非相火明矣。内无热,故小便利;表寒虚,故见厥;是膈上有寒饮,故呕也。伤寒以阳为主,阳消阴长,故难治。(《伤寒来苏集》)

尤在泾

脉弱便利而厥,为内虚且寒之候。则呕非火邪,乃是阴气之上逆;热非寒邪,乃是阳气之外越矣。故以四逆汤救阳驱阴为主。然阴方上冲而阳且外越,其离决之势,有未可即为顺接者,故曰难治。或曰呕与身热为邪实,厥利脉弱为正虚,虚实互见,故曰难治。四逆汤,舍其标而治其本也。亦通。(《伤寒贯珠集》)

吐利汗出,发热恶寒,四肢拘急,手足厥冷者,四逆汤主之。(388)

成无己

上吐下利,里虚汗出,发热恶寒,表未解也;四肢拘急,手足厥冷,阳虚阴胜也。与四逆汤,助阳退阴。(《注解伤寒论》)

柯 琴

此吐利非清谷,汗出不大,而脉不微弱,赖此发热之表阳,助以四逆而温里,尚有可生之望。(《伤寒来苏集》)

尤在泾

此阳虚霍乱之候。发热恶寒者,身虽热而恶寒,身热为阳格之假象,恶寒为虚冷之真谛也。(《伤寒贯珠集》)

既吐且利,小便复利,而大汗出,下利清谷,内寒外热,脉微欲绝者,四逆汤主之。(389)

成无己

吐利亡津液,则小便当少,小便复利而大汗出,津液不禁,阳气大虚也。

脉微为亡阳,若无外热,但内寒,下利清谷,为纯阴;此以外热,为阳未绝,犹可与四逆汤救之。（《注解伤寒论》）

柯　琴

吐利交作,中气大虚,完谷不化,脉微欲绝,气血丧亡矣。小便复利而大汗出,是门户不要,玄府不闭矣。所幸身热未去,手足不厥,则卫外之阳,诸阳之本犹在,脉尚未绝,有一线之生机,急救其里,正胜而邪可却也。（《伤寒来苏集》）

尤在泾

此亦虚冷霍乱之候。四肢拘急,手足厥逆,虚冷之著于外者也;下利清谷,脉微欲绝,虚冷之著于里者也。而其为霍乱则一,故吐利汗出,内寒外热,与上条同,而其四逆驱内胜之阴,复外散之阳,亦无不同也。（《伤寒贯珠集》）

第三节　类方简析

四逆汤及其类方,乃仲景为少阴证脾肾阳虚、阴寒内盛之"脉微细,但欲寐"所设,是治疗少阴虚寒证的代表方剂,具有回阳救逆、固脱生津、益阴安神、益阴和阳、温阳利水、散寒祛湿等功效,主要用于少阴病亡阳为主要病机的一类病症。

四逆汤是温阳散寒、回阳救逆的代表方,四肢逆冷、下利清谷、恶寒蜷卧、里寒外热、脉沉、脉弱、脉微欲绝等,是本方的适应证。四逆加人参汤、茯苓四逆汤、干姜附子汤、通脉四逆汤、通脉四逆加猪胆汁汤、真武汤等,皆是以四逆汤为基础灵活化裁而来。

一、四逆加人参汤

原文：恶寒，脉微而复利，利止，亡血也，四逆加人参汤主之。(385)

组成：甘草二两（炙），附子一枚（生，去皮，破八片），干姜一两半，人参一两。

用法：上四味，以水三升，煮取一升二合，去滓，分温再服。

鉴别：本证乃因霍乱病大吐大泻而致阳气衰亡，阴液脱竭，即"亡血"之证。恶寒脉微而复泄利，为阳虚阴盛泄利。今下利自止，是因为阳气衰微，津液内竭，无物可下，同时可伴有四肢厥冷、皮肤干燥、眼眶凹陷等亡阳脱液之症。

方解：四逆汤以温补脾肾，回阳救逆。加人参大补元气，固脱生津而挽救阴津之亏损。故本方用于亡阳虚脱而脉不起，以及阳损及阴，阴阳两伤，或病后亡血津竭者，皆为适宜。

方论：亡血本不宜用姜附以损阴，阳虚又不当用归芍以助阴，此以利后恶寒不止，阳气下脱已甚，故用四逆以复阳为急也。其所以加人参者，不特护持津液，兼阳药得之，愈加得力耳。设误用阴药，必致腹满不食，或重加泄利呕逆，转成下脱矣。（张璐《伤寒缵论·厥阴全篇》）

方歌：四逆原方主救阳，加参一两救阴方，

利虽已止知亡血，须取中焦变化乡。（《长沙方歌括》）

注解：四逆加人参汤主治恶寒，脉微而复利，利止，亡血之证。霍乱病乃吐利交作之证。吐利交作，气随津泄，阳随气脱，阳气虚衰，机体失于温养而见恶寒；阳气虚衰，无力鼓动气血运行，加之因吐泻所致的津血衰少，故出现脉微；下利无度，阴血耗伤，无物可下，利无可利，阴液枯竭，下利自止，故曰"利止，亡血也"。由此可见，亡血并非直接失血，而是津液耗伤过重，因而损及血液，以津血同源故也。成无己对此证认识较为深刻，曰："恶寒脉微而利者，阳虚阴胜也。利止则津液内竭，古云亡血。《金匮玉函》曰水竭则无血，与四逆汤温经助阳，加人参生津液益血。"由此观之，四逆加人参汤证的病机当属于阳虚及阴所导致的阳亡液脱之证。由于本证的特点是不仅亡阳而且

亡阴,因此除了见到亡阳之证候外,还可见到皮肤干燥、口干等亡阴之表现。针对此阳亡液脱之证,采用回阳救逆,益气生津之法治之,方用四逆加人参汤。本方由四逆汤加人参一两而来,用四逆汤回阳救逆,加人参一方面可以益气固脱,生津液;另一方面第317条通脉四逆汤证见脉微欲绝,利止脉不出者加人参二两,而本证中利止脉微证与通脉四逆汤证中的利止脉不出相近,故加人参以复脉。

该方属于阴阳双补之剂。陈修园在《长沙方歌括》中曰"四逆原方主救阳,加参一两救阴方"可谓一语道破此方之精髓。由上述分析可知,四逆加人参汤的使用指征有:①恶寒,脉微而复利,利止,亡血。②病机属阳亡液竭。故对于四逆汤证见大汗不止,吐利无度而致的阴液耗伤者,均可选用该方治疗。

医案精选

◎案

雷某,4岁。1958年冬患麻疹,高热、咳嗽、气喘,曾入某医院服中西药治疗一周,热退疹收,病愈出院。出院后第3天突然腹泻,日10余次,神疲纳呆,5天后来诊。患儿困倦异常,神志时清时昧,身热肢冷,腹泻7~8次/日,粪水清稀,睡眠露睛,囟门凹陷,呼吸急促,脉微弱而数,予四逆汤加味。

处方:制附子、干姜、炙甘草加吉林参、五味子。

服2剂,利止热退。继用异功散合生脉散调理而安。

本案患儿麻疹治愈后,出现困倦异常,神志时清时昧,身热肢冷之少阴病"但欲寐"、四肢逆冷、身热、脉微弱而数之阳虚象,又下利7~8次/日,囟门凹陷为津液耗伤之象,其病机正是阳虚液脱,正是四逆加人参汤的使用指征,故选用四逆加人参汤治之。服药2剂,即利止热退。

二、茯苓四逆汤

原文:发汗,若下之,病仍不解,烦躁者,茯苓四逆汤主之。(69)

组成:茯苓四两(一本,六两),人参一两,附子一枚(生用,去皮,破八片),甘草二两(炙),干姜一两半。

用法:上五味,以水五升,煮取三升,去滓。温服七合,日二服。

鉴别:茯苓四逆汤之烦躁是汗下之后,阴阳两伤,水火失济而生。其烦躁昼夜皆见,还可见恶寒、厥逆、体倦、脉沉等。

方解:茯苓四逆汤即四逆汤加人参、茯苓而成。方中干姜、生附子回阳以救逆;甘草益气和中,此为四逆汤之意,重在补阳而抑阴。更取人参补元气,益津液,补五脏,安精神,定魂魄。与姜、附相配,扶阳益阴,相互为用,于回阳之中有益阴之力,益阴当中有助阳之功,而使阳回阴复。茯苓健脾益阴,养心安神,故人参、茯苓重在补虚。

方论:四逆汤以补阳,加茯苓、人参以益阴。(成无己《注解伤寒论》)

先汗后下,于法为顺。而表仍不解,是妄下之阴,阴阳俱虚而烦躁也,故制茯苓四逆,固阴以收阳。先下后汗,于法为逆,而表证反解,内不呕渴,似于阴阳自和,而实妄汗亡阳,所以虚阳扰于阳分,昼则烦躁也,故专用干姜、生附子,固阳以配阴。二方皆从四逆加减,而有救阳救阴之异。茯苓感天地太和之气化,不假根而成,能补先天无形之气,安虚阳外脱之烦,故以为君;人参配茯苓,补下焦之元气,干姜配生附,回下焦之元阳,调以甘草之甘,比四逆为缓,固里宜缓也。(柯琴《伤寒来苏集》)

方歌:生附一枚两半姜,二甘六茯一参尝,

　　　　汗伤心液下伤肾,肾躁心烦得媾昌。(《长沙方歌括》)

注解:本条条文给出的症状很少,仅见烦躁一症。对于此烦躁的病机解释历代医家众说纷纭,莫衷一是。历代医家对本条主症烦躁病机的认识归纳起来大概为以下两种:①认为"阴阳俱虚",邪独不解,故生"烦躁"。并谓用四逆汤以补阳,用参等以益阴。自金·成无己倡此说后,同意者甚众,如柯琴的《伤寒来苏集》、陈修园的《长沙方歌括》、南京中医学院(南京中医药大学)主编的《伤寒论译释》、湖北中医学院(湖北中医药大学)主编的《新编伤寒论》等皆持此说。②认为"表里两虚,阴盛格阳","当以四逆汤壮阳胜阴,更加茯苓以抑阴,佐人参以扶正气"。如《医宗金鉴》、王朴庄《伤寒论注》等皆持此说。

关于此烦躁之症,条文明言,烦躁一症是由误汗或误下所致。而外感一经发汗或攻下即出现阳虚欲脱之证,可见患者素体阳虚。由于素体阳气不足,误用汗下,会更加损伤阳气,使得阳损及阴,阴阳两虚,而阳虚尤甚。阳

虚则气化温煦无力,水湿阴霾易于凝集弥漫。且太阳误治,损伤阴阳之气,使得病传少阴。误汗误下损伤心肾阳气,使得肾阳气化无力,肾水无以气化而水气内停于下;心阳受损,不得下行以暖肾,肾水无以蒸化,加之心阳受损,阴乘阳位,下焦水寒之气上泛,心神不宁则见烦躁。

另外以方测证,对茯苓功效的把握,也是认识茯苓四逆汤证病机的关键。关于茯苓之用,原有争议,有认为以"泄热除烦",有认为以"健脾宁心安神",有认为茯苓、人参有"益阴"之功,殊不知仲景用茯苓之意乃取其化气利水、平降水逆之效。又基于对原条文的统计比较,我们不难发现仲景用茯苓多来"伐水邪",而更有说服力的是茯苓用至四两的其他各方中都有渗湿利水消饮之功效而无安神养阴之用法。另《神农本草经》上对茯苓的记载"久服安魂养神",这就说明茯苓虽有安神的作用,但其作用是缓慢的,在四逆加人参汤这样一个回阳救阴的急救方中,用其来养心安神,未免牵强,但其养心安神作用亦不能忽视。因此,茯苓四逆汤证的病机应当为阴阳两虚兼有水气。以方测证,茯苓四逆汤可看作四逆汤或四逆加人参汤而来,故四逆汤证和四逆加人参汤证的证候,茯苓四逆汤证也可能会有,故其也可以出现手足逆冷、恶寒、下利清谷、口干、脉微细等症。针对此阴阳两虚兼有水气之烦躁症,采用回阳救阴、安神利水治法,方用茯苓四逆汤。方中四逆加人参汤回阳救逆,益气生津,人参又可补五脏、安精神,定魂魄,用茯苓四逆汤一方面可助姜附通阳利水以消荫翳;另一方面又可协助人参宁心安神除烦。

综上所述茯苓四逆汤的使用指征有:①烦躁、手足逆冷、恶寒、下利清谷、口干、脉微细。②病机为阴阳两虚兼有水气。另本证和干姜附子汤证,均为阳虚烦躁,但同中有异。本证烦躁的特点,是烦躁不分昼夜,以阳虚为主,兼有阴伤和水气,故以茯苓四逆汤治之,回阳益阴利水安神,药分两服;而干姜附子汤证的阴盛阳虚所致的昼日烦躁,夜而安静不同,干姜附子汤证只有阳虚,且证情较急,故以干姜附子汤急救回阳,顿服而安。

医案精选

◎案

段某,素体衰弱,形体消瘦,患病1年余,经久不愈。症见两目欲脱,烦躁欲死,以头冲墙,高声呼烦。家属诉初起微烦头痛,屡经诊治,因其烦躁,均用寒凉清热之剂,多剂无效,病反增剧。面色青黑,精神疲惫,气喘不足以息,急汗如油而凉,四肢厥逆,脉沉细欲绝。

处方:茯苓30g,高丽参30g,制附子30g,炮干姜30g,甘草30g。

急煎服之,服后烦躁自止;后减其量,继服10余剂而愈。该患者以烦躁为主症,医者以热证烦躁而治,患者素体虚弱,不耐攻伐,病情不减反剧,而出现面色青黑,精神疲惫,气喘不足以息,急汗如油而凉,四肢厥逆,脉沉细欲绝之症,则知该患者烦躁当为阴阳两虚之证。此正是茯苓四逆汤证,故予茯苓四逆汤以回阳益阴安神,则烦躁自除。

三、干姜附子汤

原文:下之后,复发汗,昼日烦躁不得眠,夜而安静,不呕,不渴,无表证,脉沉微,身无大热者,干姜附子汤主之。(61)

组成:干姜一两,附子一枚(生用,去皮,破八片)。

用法:上二味,以水三升,煮取一升,去滓。顿服。

鉴别:由于先下后汗,阳气重伤,虚阳被阴寒所迫,欲争无力,欲罢不能。阳旺于昼,得天之助,能与阴争,故昼日烦躁不得眠;入夜则阳气衰,阴气盛,无力与阴争,故夜而安静。

方解:干姜附子汤为四逆汤去甘草而成。用干姜以温脾中之阳,附子以扶肾中之阳,阳长阴消,则阴气自敛,寒邪自消。附子生用,其力更锐,不用甘草,其势尤猛。本方采取浓煎顿服,其意在于药力集中,速破阴寒,而急复其阳,较之四逆汤取效更速,独用姜附,单捷小剂,其力精专,有单刀直入之势。

方论:《内经》曰,寒淫所胜,平以辛热。虚寒大甚,是以辛热剂胜之也。(成无己《注解伤寒论》)

方歌:生附一枚一两姜,昼日烦躁夜安常,
　　　　脉微无表身无热,幸藉残阳未尽亡。(《长沙方歌括》)

注解:干姜附子汤的主症烦躁,其特点为白天烦躁,夜晚安静。在《伤寒论》关于烦躁的条文不少,三阳病与三阴病中均有烦躁症,如大青龙汤

证的"不汗出而烦躁"、栀子豉汤证的"烦躁不得眠"、吴茱萸汤证的"烦躁欲死"、小柴胡汤证的"心烦喜呕"、大柴胡汤证的"郁郁微烦"、阳明病大承气汤证的"烦躁"等,关于此证的烦躁到底为何种烦躁,张仲景在《伤寒论》中首次巧妙地使用了排除法来鉴别诊断。提出了不呕,不渴,无表证,身无大热作为辨别其他烦躁的依据。如大青龙汤证的烦躁乃是因表证所致,故而可见到恶寒、发热、不汗出、脉浮等表证;又如栀子豉汤证的烦躁乃是因为无形之热扰于胸膈所致;大承气汤证的烦躁乃是阳明燥热所致常兼见口渴;柴胡汤证的烦躁常与呕吐相伴;因此可以判断此证的烦躁不是因于三阳病。

关于该烦躁的定性,当与第二个主症脉沉微相结合而看,沉脉主里,微脉主阳气虚衰,脉沉微即主里虚,乃少阴证所主之脉。由此可断定干姜附子汤证的烦躁乃是阳虚所致。白天阳气盛,人体虚弱之阳气借天时之阳,与阴邪相抗争,正邪相争,故而出现烦躁不得眠;夜晚阴气盛,人体虚弱之阳无力与阴邪相争,因而出现夜晚安静之象。由此可知,干姜附子汤证的病机乃是因于误下所致的阳气大虚。对此阳气大虚,阴寒内盛所致的昼日烦躁不得眠证,采用急救回阳的治法治之。对于此阳气大虚之证,强阴搏阳之烦躁证,用干姜一两、生附子一枚大辛大热之品,其中干姜善温中阳,守而不走,生附子辛热燥烈,善回阳救逆,走而不守,干姜配附子可增强附子的破阴回阳之力,又可减轻生附子之毒,故有"附子无姜不热"之称。

本方与四逆汤相比,仅少炙甘草一味药,之所以不用甘草,是因为干姜附子汤证情虽不比四逆汤证情严重,但是其证情却比较急迫,甘草性缓,不利于姜附发挥破阴回阳之功。干姜附子汤采用顿服的方法,其原因有二:第一,此证证情比较急迫,若稍有差池,即有亡阳之势,故采用一次顿服的方法以急救回阳;第二,因干姜附子汤中仅有干姜、附子两味药,附子乃有毒之药,方中没有炙甘草以制约其毒性,故不可多服,以免中毒。故干姜附子汤采用顿服之法。

综上所述干姜附子汤的使用指征是:昼日烦躁不得眠,夜而安静,不呕,不渴,无表证,脉沉微。

医案精选

◎案

陈某,女。1983 年 12 月 12 日初诊。患者烦躁不规律性反复发作半年,发作时起卧不安,悲伤欲哭。上午约 8 时开始烦躁,至傍晚逐渐安静,兼有头昏心慌,纳谷不馨,乏力倦怠,两下肢轻度浮肿。脉细结代,唇舌淡,苔薄白。体温(T)36℃,心率(HR)94 次/分,律不整,心尖部可闻及Ⅰ°舒张期杂音(DM),二尖瓣区Ⅱ°收缩期杂音(SM)。血红蛋白(Hb)85g。病史:1973 年患风湿热累及心脏。多次心电图示:房性期前收缩,右心室肥厚,低电压趋势,部分 ST 段轻度变化。前医曾用过逍遥散、越鞠丸、甘麦大枣汤、养心汤、归脾汤、百合汤等化裁治疗;服诸多西药效果亦不佳。今来求治,颇感棘手。想起《伤寒论》第 61 条"昼日烦躁不得眠,夜而安静,不呕不渴,无表证……干姜附子汤主之"。其为阴盛阳衰而设,故仿其意而用之。

处方:干姜、茯苓各15g,制附子、龙骨、牡蛎各30g。3 剂,每日 1 剂,煎沸100min 后服。

二诊:12 月 15 日。自诉药后烦躁减轻,效不更方。续近 9 剂,烦躁解除,头昏心慌、浮肿诸症亦基本缓解。后改服刺五加片 2 个月。随访半年余,病情稳定,能胜任一般家务。1984 年 7 月 15 日复查心电图示:偶见房性期前收缩。

本案患者上午约 8 时开始出现烦躁,至傍晚逐渐安静,与《伤寒论》第 61 条干姜附子汤证"昼日烦躁不得眠,夜而安静"颇为相似,又结合其他症状,可辨为此人烦躁乃阳虚阴盛,盛阴搏击弱阳所致,与干姜附子汤证相符。方中附子与干姜大辛大热,急复其阳;茯苓利尿消肿;龙骨、牡蛎潜敛神气,药合病机,故取效。

四、白通汤与白通加猪胆汁汤

原文:少阴病,下利,白通汤主之。(314)

少阴病,下利脉微者,与白通汤;利不止,厥逆无脉,干呕烦者,白通加猪胆汁汤主之。服汤脉暴出者死,微续者生。(315)

白通汤方组成：葱白四茎,干姜一两,附子一枚(生用,去皮,破八片)。

用法：上三味,以水三升,煮取一升,去滓。分温再服。

白通加猪胆汁汤方组成：葱白四茎,干姜一两,附子一枚(生用,去皮,破八片),人尿五合,猪胆汁一合。

用法：上五味,以水三升,煮取一升,去滓,内胆汁、人尿,和令相得,分温再服。若无胆,亦可用。

鉴别：本方为阴盛于下,格阳于上,出现面赤之戴阳证。本条未提到戴阳,也未提面赤,根据通脉四逆汤方后加减法有"面色赤者,加葱九茎",因而推知白通汤证中必有面赤。服白通汤后,不但下利未止,反而出现厥逆无脉、干呕、烦等证。此非药不对证,乃过盛之阴邪与阳药发生格拒的缘故,故乃用白通汤,加入猪胆汁、人尿,作为反佐,使热药不被阴寒所格拒,达到通阳破阴的目的。

方解：白通汤即干姜附子汤加葱白,取其急通上下阳气,使被格拒于上的阳气下交于肾,则戴阳可除,下利可止。白通加猪胆汁汤即白通汤加猪胆汁、人尿。以白通汤破阴回阳,通达上下,加入人尿、猪胆汁之咸苦寒,引阳入阴,使热药不被寒邪所格拒,以利发挥回阳救逆作用。

方论：白通者,姜、附性燥,肾之所苦,须借葱白之润,以通于肾,故名。若夫《金匮》云,面赤者加葱白,则是葱白通上焦之阳,下交于肾。附子启下焦之阳,上承于心,干姜温中土之阳,以通上下,上下交,水火济,利自止矣。(王晋三《绛雪园古方选注》)

盖白通汤,即四逆汤而以葱易甘草。甘草所以缓阴气之逆,和姜附而调护中州,葱则辛温行气,可以通行阳气而解散寒邪,二者相较,一缓一速,故其治亦颇有缓急之殊也。(钱潢《伤寒溯源集》)

方歌：葱白四茎一两姜,全枚生附白通汤,
脉微下利肢兼厥,干呕心烦尿胆襄。(《长沙方歌括》)

注解：从两条白通汤的原文中可归纳出白通汤的主症:①下利;②面赤;③脉微。白通加猪胆汁汤证的主症:①下利不止;②面赤;③厥逆无脉;④干呕而烦。依据条文,白通汤证的主症当有下利,脉微,又据通脉四逆汤证方后注中"面色赤者,加葱九茎",再结合白通汤的药物组成,可知白通汤证中

当有面色赤之症。少阴病之提纲中有"脉微细""但欲寐"之证,而白通汤条文之首,冠以少阴病三字,因此可知白通汤证或有但欲寐症。至于白通汤证中古今医家大都认为既然仲景在条文中冠以少阴病三字,理当有少阴病的手足厥冷、恶寒等症。

白通汤方即干姜附子汤加葱白四茎而成,干姜附子汤乃是治疗因阳气虚衰,阴寒内盛所致的昼烦夜安之证,本方所治之证亦是阳气虚衰,阴寒内盛,唯其不同在于本证为阴寒内盛,格拒阳于上,故在干姜附子汤基础上加葱白四茎。生附子大辛大热,生猛力大既可散下焦之寒,又可温肾阳;干姜善温中土之阳;葱白辛温散寒通阳散结,以交通被格拒之阳气。之所以取名白通汤,实为取葱白通阳散结之义,三药共用,可使阳气充盈,周流全身,内温脏腑,外达四肢,温通上下而使阴霾全消,脉和利止转危为安。然亦有服白通汤后,证情没有出现改观,反而出现了厥逆无脉、干呕心烦,对于这两个证的出现,当为病重药轻,而发生的药证格拒所致,阴阳本自相对立,以阴寒之证,用如此之热药,格拒不可避免,故在白通汤基础上加苦寒之猪胆汁,咸寒之人尿,以引阳入阴避免发生格拒之象。

然仲景用药又岂非如此简单,对于服药发生格拒而出现的干呕心烦,虽为药证格拒所致,但亦有浮阳扰心神之嫌,故用猪胆汁、人尿咸寒苦寒之品,清心除烦,关于人尿清心除烦之功效,在《长沙药解》中亦有描述"清心泄火,退热除烦";另一方面,人尿亦可针对厥逆无脉之证,取其通利血脉,活血化瘀之效。观白通加猪胆汁汤方后注中"若无胆亦可用"之语,可知人尿乃白通加猪胆汁汤中必须之药。诚如汪琥等所云:"按上方后云,若无胆亦可用,则知所重在人尿,方当名白通加人尿汤始妥。"可见汪氏深得仲景此方之内涵,实为不易。"服汤脉暴出者死,微续者生。"是对于服白通加猪胆汁汤后不同转归的描述。阴寒之邪与阳药发生格拒,说明证情相当严重,并非一般的阳虚阴盛,即使采取了正确的治疗,其预后也未必良好,如药后"脉暴出",则为虚阳完全发于外,其预后较坏,故曰死;如药后脉微续,是阳气渐复之象,其预后多好,故曰生。

医案精选

◎案

谢某,女。1938年4月间,晨起后精神如常,下厨煮饭已熟,将洗锅炒菜,忽然头晕眼花,跌倒灶后,即扶之床上静卧,昏迷不醒,延余往诊,脉伏不见,四肢厥冷,面色白,两颧微红,时有恶心欲呕之状。乃肝肾阳气俱虚,眩晕发厥,阴气下盛,虚阳上浮,致有戴阳证象,问及怀孕日期已近9个月,白通汤加味主之。

处方:黑附子15g,干姜9g,炒吴茱萸6g,公丁香2.4g,桂枝9g,葱白3茎,炙甘草6g。

其丈夫见此方后,怕附子堕胎,解释以"有故无殒"的道理,非此药方不能起到疗效,于是才安心服用,吃药后觉胸腹翻滚作响,泻了很多水分,下午再进1剂平复如常,翌日仍有腹泻,以理中汤加味为治。本案患者出现脉伏不见、四肢厥冷、面色白、两颧微红、昏迷不醒等症,实为阴盛格阳于上之证,与白通汤证脉证、病机均相符,故虽有孕在身,亦使用无妨,效果奇好。

五、通脉四逆汤与通脉四逆加猪胆汁汤

原文:少阴病,下利清谷,里寒外热,手足厥逆,脉微欲绝,身反不恶寒,其人面色赤,或腹痛,或干呕,或咽痛,或利止脉不出者,通脉四逆汤主之。(317)

下利清谷,里寒外热,汗出而厥者,通脉四逆汤主之。(370)

组成:甘草二两(炙),附子大者一枚(生用,去皮,破八片),干姜三两,强人可四两。

用法:上三味,以水三升,煮取一升二合,去滓,分温再服,其脉即出者愈。面色赤者,加葱九茎;腹中痛者,去葱,加芍药二两;呕者,加生姜二两;咽痛者,去芍药,加桔梗一两;利止脉不出者,去桔梗,加人参二两。病皆与方相应者,乃服之。

吐已下断,汗出而厥,四肢拘急不解,脉微欲绝者,通脉四逆加猪胆汁汤主之。(390)

组成: 甘草二两(炙),干姜三两(强人可四两),附子大者一枚(生用,去皮,破八片),猪胆汁半合。

用法: 上四味,以水三升,煮取一升二合,去滓,内猪胆汁。分温再服,其脉即来。无猪胆,以羊胆代之。

鉴别: 通脉四逆汤的病因病机是少阴阳气大虚,阴寒内盛,故见下利清谷、手足厥逆、脉微欲绝等里寒证。虚阳被阴寒之气格拒于外,可见身反不恶寒、其人面色赤等症。若脾肾阳虚,气血凝滞则可见腹痛;若阴寒犯胃则干呕,虚阳上浮,郁于咽则可见咽痛;若阳气大虚,阴液内竭,则出现利止而脉不出等症。其加猪胆汁汤乃因吐利过度、气血俱虚、阴液涸竭所致。非大剂辛温,无以回阳,但又恐辛温有损耗阴液,故于此方中加入猪胆汁,在回阳救逆之时,佐以益阴之品,使阳药不被格拒。

方解: 通脉四逆汤即四逆汤倍干姜,重用附子而成,因而温阳驱寒的力量更强,能治脉微欲绝,所以方名通脉四逆汤,以别四逆汤。面赤者,加葱白以通格上之阳;腹中痛,加芍药和络;干呕,加生姜以和胃降逆;咽痛,加桔梗利咽开结;利止脉不出者,加人参益气阴以复脉。用通脉四逆,速破阴寒,急回欲脱之阳,加猪胆汁咸寒而滑之品,作用有二:①取其血肉有情之品,可益阴滋液,补益吐下伤亡之阴,非草木之类可及,又能制约姜附辛热劫阴之弊。②取其寒性,能引阳热之药入阴,而制盛阴对辛热药物的格拒不受,此即反佐之法。

方论: 武陵陈氏云,通脉四逆,即四逆汤也,其异于四逆者,附子云大,干姜、甘草之分量加重,然有何大异,而加通脉以别之。曰四逆汤者,治四肢逆也,论曰:阴阳之气不相顺接,便为厥。厥者,阳气虚也,故以四逆益其真阳,使其气相顺接而厥逆愈矣。至于里寒之甚者,不独气不相顺接,并脉亦不相顺接,其证更剧,故用四逆汤而制大其剂,如是,则脉能通矣。同一药耳,加重,则其治不同,命名亦别,方亦灵怪哉。

据《条辨》云,通脉者,加葱之谓,其言甚合制方之意,况上证云脉微欲绝云云,其人面赤色,其文一直贯下,则葱宜加入方中,不当附于方后,虽通脉之力,不全在葱,实赖葱为引而效始神。琥又按:葱味辛,入手太阴经,故能引诸药以通脉,盖两手之脉,实属手太阴肺经也。又入足阳明经,故能上行于面而通阳气,以足阳明之脉循鼻外,上耳前,实面部也。原方中无葱白者,乃传写之漏,不得名通脉也……或问腹中痛,系里寒盛,何以加芍药,余答云,芍药之性平,用入芩连等剂,则和血分之热,用入姜附等剂,则和血分之寒,在配合之得其宜耳,且上文云,腹中痛,系寒伤营,少阴之邪侵入中焦,脾气虚寒,故加白芍药于四逆汤中。(汪琥《伤寒论辩证广注》)

通脉四逆汤方歌:一枚生附草姜三,招纳亡阳此指南,
外热里寒面赤厥,脉微通脉法中探。

(《伤寒论》甘草为二两,《长沙方歌括》甘草为三两,一本,甘草止用二两)

通脉四逆加猪胆汁汤方歌:生附一枚三两姜,炙甘二两《玉函》方,
脉微内竭资真汁,猪胆还加四合襄。

(《长沙方歌括》)

注解:据这几条条文可归纳出通脉四逆汤的适应证为:下利清谷、里寒外热,身反不恶寒、手足厥逆、脉微欲绝、汗出而厥,或见腹痛、干呕、咽痛、利止脉不出、面色赤。

通脉四逆加猪胆汁汤证的主症:①吐已下断;②汗出而厥;③四肢拘急;④脉微欲绝。第317条通脉四逆汤证中"里寒外热"既是对下利清谷、手足厥逆、脉微欲绝、身反不恶寒等症状的概括,也是对病机的概括。其"里是肾阳虚衰而阴寒内盛,故症见下利清谷、手足厥逆、脉微欲绝;其"外热"是虚阳被格拒于外的假热,阳虚阴盛,当恶寒而不恶寒,故曰"身反不恶寒",是虚阳浮越于外的表现。因此,里寒外热实为里真寒外假热。关于"面色赤"一证,从条文来看,属于"外热"之象,但从通脉四逆汤方后注中,"面色赤者,加葱九茎"可知,"其人面色赤"亦当为或有之证,而不是通脉四逆汤证的主症。比较第317条与第389条可发现通脉四逆汤证的主症与第389条四逆汤证的主症几乎相同,唯其不同点在于通脉四逆汤证多"其人面色赤"一症。且从四逆汤与通脉四逆汤的药物组成来看,通脉四逆汤中附子为大者一枚,干姜为三两到四两,而四逆汤中附子为一枚,干姜为一两半,由此可知,通脉四逆汤是加强版的四逆汤,也就是说通脉四逆汤证的主症与四逆汤证相同,但其证情却比四逆汤重。诚如陈亦人所言"通脉四逆汤证,是阴盛于内,格阳于外,其性质是真寒假热,证情较四逆汤证重,所以治以通脉四逆汤。本证

可治的关键,全赖尚有一线残阳。若无面色赤、身反不恶寒等象,则属纯阳无阴之死候"。

通脉四逆汤证属于阴盛格阳于外之证,证情较四逆汤危重,变化较多,故或然证亦多。如面色赤,实为阴盛格阳于上,其面色赤当为面如桃花,现于两颊之处;腹痛干呕乃是由于里寒太甚,胃肠失于温煦所致;咽痛乃是浮阳扰于咽喉而致;利止脉不出乃是下利伤阴,阴血伤,血脉不得充盈所致。结合第370条,通脉四逆汤的主症还可见到汗出而厥,其汗出也正是阳虚不固所致。观第390条通脉四逆加猪胆汁汤证的主症较通脉四逆汤证多四肢拘急一症,盖因为通脉四逆加猪胆汁汤证为霍乱吐下后,既有亡阳之象,又有阴液枯竭之象,四肢肌肉失于阴血之滋润濡养,故而出现四肢拘挛不伸。对于通脉四逆汤证采用破阴回阳,通脉救逆法治之;通脉四逆加猪胆汁汤证采用回阳救逆,益阴和阳法治之。

通脉四逆汤,顾名思义,以主治四肢逆冷、脉微欲绝之症而设。治疗四肢逆冷,四逆汤是为主方,因本证较四逆汤证证情严重,有身反不恶寒、面色赤、脉微欲绝、利止脉不出、虚阳欲脱之势,以其通脉散寒,故加重干姜、生附子之用量,以加强破阴回阳之力,逆转阴阳格拒之势,挽救欲脱之阳气。若见面色赤之症,为格阳于上,虚阳浮越之象,加葱白以交通上下格拒之阳气;若见腹痛,加芍药以和络缓急止痛;出现干呕时,加生姜取其温胃散寒止呕之功;虚阳上越,热扰咽喉之咽痛者,加桔梗以利咽止痛;利止脉不出之阴阳两虚者,加人参以益气生津复脉。

医案精选

◎案

刘某,女。腹泻1个月,伴神志不清、肢冷发热、躁动1天,按"羊毛疔"治疗未效。查体:消瘦、两目微陷、神志不清、烦躁、面红目闭合、唇淡、舌淡润无苔,阵发性长吁气,脉微欲绝,身手足皆热,腹部柔软。此乃阴盛格阳之证,急当抑阴扶阳,宜通脉四逆之剂。

处方:甘草6g,干姜6g,附子9g。

服1剂体温正常,呼吸平稳,善饥如常人,乃嘱食小米粥以养护。但脉尚沉细,乃继投升阳益胃汤去黄连加芍药。第2天,饮食二便正常。已能做饭,乃告痊愈。

按 本案患者神志不清、烦躁、发热、面红、身手足皆热、脉微欲绝等脉证与《伤寒论》第 317 条"少阴病，下利清谷，里寒外热，手足厥逆，脉微欲绝，身反不恶寒，其人面色赤，或腹痛，或干呕，或咽痛，或利止脉不出者，通脉四逆汤主之"，颇为相符，属阴盛格阳、真寒假热之证，故予通脉四逆汤，1 剂而愈。

六、真武汤

原文：太阳病发汗，汗出不解，其人仍发热，心下悸，头眩，身𥔄动，振振欲擗地者，真武汤主之。(82)

少阴病，二三日不已，至四五日，腹痛，小便不利，四肢沉重疼痛，自下利者，此为有水气。其人或咳，或小便利，或下利，或呕者，真武汤主之。(316)

组成：茯苓三两，芍药三两，生姜（切）三两，白术二两，附子一枚（炮，去皮，破八片）。

用法：上五味，以水八升，煮取三升，去滓，温服七合，日三服。若咳者，加五味子半升，细辛一两，干姜一两；若小便利者，去茯苓；若下利者，去芍药，加干姜二两；若呕者，去附子，加生姜，足前为半斤。

鉴别：少阴阳虚，水气不化，泛溢为患。外攻于表，浸渍肢体，则四肢沉重疼痛；停蓄于里，浸渍胃肠，则腹痛下利；停蓄下焦，膀胱气化不行，则为小便不利。由于水邪可随气机升降而变动不居，故多或然之证。如水气上逆犯肺则为咳嗽，犯胃则为呕逆，下趋大肠，传导失司，则下利更甚，下焦阳虚，不能制水，则又可见小便利，见症虽有不同，但总属阳虚水泛为患。

方解：本方用附子辛热以壮肾阳，使水有所主；白术燥湿健脾，使水有所制；术附同用，还可温煦经脉以除寒湿；生姜宣散，助附子温阳，是于主水中有散水之意；茯苓淡渗，佐白术健脾，是于制水中有利水之用；芍药活血脉，利小便，又可敛阴和营，制姜附刚燥之性，使之温经散寒而不伤阴。若咳者，是水寒犯肺，加干姜、细辛以散水寒，加五味子以敛肺气；小便利则不须利水，故去茯苓；下利甚者，是阴盛阳衰，芍药苦泄，故去之，加干姜以温里；水寒犯胃而呕者，可加重生姜用量，以和胃降逆。

方论：真武汤方，本治少阴病水饮内结，所以首推术附，兼茯苓、生姜，运脾渗水为要务，此人所易明也。至用芍药之微旨，非圣人不能。盖此证虽曰少阴本病，而实缘水饮内结，所以腹痛，自利，四肢痛重，而小便反不利也。若极虚极寒，则小便必清白无禁矣，安有反不利之理哉！则知其人不但真阳不足，真阴亦已素亏，若不用芍药固护其阴，岂能胜附子之雄烈乎？即如附子汤、桂枝加附子汤、芍药甘草附子汤，皆芍药与附子并用，其温经护营之法，与保阴回阳不殊。后世用药，能获仲景心法者，几人哉？（张璐《伤寒缵论》）

方歌：生姜芍茯数皆三，二两白术一附探，

　　　便短咳频兼腹痛，驱寒镇水与君谈。（《长沙方歌括》）

医案精选

◎案

某，男，45岁。头晕、恶心、呕吐1天就诊。患者有梅尼埃病，既往有类似发作，需要输液治疗数天才能缓解。此次发作眩晕，视物旋转，不敢睁眼，伴恶心呕吐，泛吐清水，要求中药治疗。追问病史素体阳虚，畏寒喜暖，神倦纳差，大便偏溏。舌淡、苔薄白，脉沉细。辨证为阳虚饮泛。治以温阳化饮。方用真武汤加减。

处方：制附子10g，当归10g，半夏10g，白术15g，茯苓15g，白芍10g，生姜10g，泽泻15g，葛根20g，炙甘草10g。3剂。

复诊诸症已缓解，予附子理中丸调理善后。

七、附子汤

原文：少阴病，得之一二日，口中和，其背恶寒者，当灸之，附子汤主之。(304)

少阴病，身体痛，手足寒，骨节痛，脉沉者，附子汤主之。(305)

组成：附子二枚（炮，去皮，破八片），茯苓三两，人参二两，白术四两，芍药三两。

用法：上五味，以水八升，煮取三升，去滓，温服一升，日三服。

鉴别：少阴阳虚，不能温煦四末，故手足寒。里阳不足，生阳之气陷而不

举,故脉沉。阳虚寒湿不化,留着肌肉关节,故身体痛,关节痛。

方解: 本方重用炮附子,温经驱寒镇痛,与人参相伍,以温补元阳,与白术、茯苓配伍,健脾以除寒湿,佐芍药和营血而通血痹,加强温经止痛的效果。

方论: 此大温大补之方,乃正治伤寒之药,为少阴固本御邪之剂也……此与真武汤似同而实异,此倍术、附去姜而用参,全是温补以壮元阳,彼用姜而不用参,尚是温散以逐水气。补散之分歧,只在一味之旋转欤。（柯琴《伤寒来苏集》）

武陵陈氏曰,四逆诸方,皆有附子,于此独名附子汤,其意重于附子,他方皆附子一枚,此方两枚可见也。附子之用不多,则其力岂能兼散表里之寒哉!二枚生用,生则辛热兼走,不独温少阴之经,而又走卫气以治背恶寒。邪之所凑,其气必虚,参、术、茯苓,皆甘温益气,以补卫外之虚,辛热与温补相合,则气可益而邪可散矣。既用生附之辛热,而又用芍药者,以敛阴气,使卫中之邪,不遽全进于阴耳。（汪琥《伤寒论辩证广注》）

方歌: 生附二枚附子汤,术宜四两主斯方,

芍苓三两人参二,背冷脉沉身痛详。（《长沙方歌括》）

医案精选

◎案

赵某,男,75岁。1996年1月16日初诊。患者孤身一人,病卧在床,症见:体瘦,神志欠清,面色灰白,周身疼痛,四肢无力,手足寒凉,饮食不进,二便失禁,舌淡苔白,脉沉细无力。诸症皆因1天前劳累感寒所致。检查:HR 72次/min,音弱、律齐,双肺未闻及干湿啰音,腹平软,双下肢无浮肿。证属脾肾阳虚,风寒外束。方用附子汤加味。

处方:制附子20g,党参30g,白术15g,茯苓30g,白芍20g,防风、川芎各10g。水煎服,每日1剂。

3天后患者复诊,服药后自觉有股热流自腹流向四肢,遂精神大作,3剂后诸症消失,行动自如,饮食如常,继以右归饮善后。

第二章　临床药学基础

第一节　主要药物的功效与主治

本方由附子、干姜、甘草三味药组成,其中附子是君药,用量也最大。

一、附子

附子的主治与功效最早记载见于《神农本草经》。附子在《神农本草经》中被列为下品,《神农本草经》认为,附子味辛、温有大毒。治风寒,咳逆,邪气,温中,金疮,破癥坚,积聚,血瘕,寒湿痿躄,拘挛,膝痛不能步行。系统运用附子当见于张仲景的《伤寒论》与《金匮要略》。在《伤寒论》与《金匮要略》中用附子的方剂有33首,另有4方后加减中涉及附子。

1. 附子的功效与主治

(1)手足厥冷:《伤寒论》四逆汤证有"厥逆而恶寒"(353条)、"利而厥冷"(354条)、"见厥"(377条)以及"手足厥冷"(388条);又如通脉四逆汤证的"手足厥逆"(317条)、"汗出而厥"(370条)和通脉四逆加猪胆汁汤证的"汗出而厥"(390条)。此三方中均有生附子、干姜、炙甘草,其不同在于通脉四逆汤证和通脉四逆加猪胆汁汤证之证候较四逆汤证重,故生附子、干姜用量较四逆汤大,三方所治厥逆证多由于大汗大下后导致的阳气虚衰欲脱,阴寒内盛,阳气不得充于四肢所致。故取生附子大辛大热,力猛效捷,善走之性,与干姜、甘草等配伍可达到回阳救逆之功。对于由阳气虚衰所致的手足逆冷症,仲景常以生附子与他药合用来治疗。因此,手足逆冷是生附子主症。现代药理实验研究表明:附子一方面有强心升压的作用,另一方面附子有扩张外周血管的作用,其煎剂可明显扩张麻醉犬和猫的后肢血管,使血流增加。正是这两方面的作用为中医用附子治疗手足厥冷提供了一定的实验根据。

(2)腹痛:《伤寒论》第318条四逆散证方后注中有"腹中痛者,加附子一枚"之言,是仲景用附子治疗腹痛证的直接证据。因附子性热,故可知此"腹中痛"证当因寒所致;再如《金匮要略·腹满寒疝宿食病脉证治》"腹中寒气,雷鸣切痛,胸胁逆满,呕吐,附子粳米汤主之"。附子粳米汤治疗中焦阳虚寒盛所致的腹痛、胸胁逆满、呕吐之证。仲景取附子辛热之性,温中散寒止痛;又如"胁下偏痛,发热,其脉紧弦,此寒也,以温药下之,宜大黄附子汤"。大黄附子汤治疗寒积里实腹痛便秘之证。重用炮附子三枚,温里散寒,止腹痛胁痛。观仲景用附子治疗腹痛诸条文,可知因寒所致的腹痛证亦当是附子的主症。

(3)骨节痛:《伤寒论》与《金匮要略》中用附子治疗骨节疼痛的方剂有五首,即桂枝附子汤、甘草附子汤、白术附子汤、桂芍知母汤、附子汤。其中桂枝附子汤、白术附子汤、甘草附子汤用于治疗风湿相搏所致的骨节疼痛,因阳虚风寒湿邪流注筋脉骨节所致,故重用炮附子,以达到温阳散寒除湿止痛之效。

再如《金匮要略·中风历节病脉证并治》"诸肢节疼痛,身体魁羸,脚肿如脱,头弦短气,温温欲吐,桂枝芍药知母汤主之"。因历节病日久,气血阴阳均不足而又见风寒湿热诸邪郁搏之正虚邪瘦者。仲景用附子温阳散寒除湿止痛,用麻黄、桂枝、防风、白术等发汗散寒祛湿,因久病邪郁化热,阴血亏虚,又用知母、芍药养阴清热,生姜、甘草调和中气。

又如《伤寒论》第305条因少阴阳气虚衰、寒湿留着于骨节所致的"身体痛,手足寒,骨节痛"之证,仲景用附子汤治之。附子温阳散寒除湿止痛,人参、白术、茯苓益气健脾祛湿,芍药和血缓急止痛,诸药共用以达到散寒除湿止痛之目的。由是观之,因阳虚寒湿流注骨节所致的骨节痛,仲景常用附子助阳气,散寒湿,止痹痛。故骨节痛亦是附子的主症,这正是仲景对《神农本草经》中附子主"寒湿痿躄,拘挛"的具体应用。且药理研究发现,附子中的乌头碱及次乌头碱均有良好的止痛效果。

(4)胸痛:《金匮要略·胸痹心痛短气病脉证治》中"心痛彻背,背痛彻心,乌头赤石脂丸主之"。乌头赤石脂丸用于治疗阴寒内盛、胸阳虚衰之"心痛彻背、背痛彻心"。方中以附子配干姜、花椒、乌头、赤石脂等辛热之品散胸中之寒以达到通痹止痛之效果。又如该篇中"胸痹缓急者,薏苡仁附子散主之"之薏苡附子散证。因寒湿阻滞胸阳,胸阳不畅故胸痹而痛。故用薏苡仁除湿,附子温阳散寒止痛。因此,对于胸阳不足、寒湿阻滞的胸痛证亦可作为附子的主症。

(5)恶寒、恶风:《伤寒论》第21条"太阳病,下之后,脉促,胸满者,桂枝去芍药汤主之",第22条"若微寒者,桂枝去芍药加附子汤主之"。从条文来看,桂枝去芍药加附子汤是桂枝去芍药汤加炮附子一枚而来的,用于治疗太阳病下之后,脉促,胸满又见恶寒之证,此恶寒正是"无热恶寒发于阴"之恶寒,为阳气不足所致,非表证之恶寒,故予桂枝去芍药汤振奋胸中之阳气,又加附子温养卫阳,表里阳气得充,胸满,恶寒自消。

再如第68条"发汗,病不解,反恶寒者,虚故也,芍药甘草附子汤主之"。芍药甘草附子汤证之恶寒亦是阳气不足所致。

又如第155条附子泻心汤证所治疗的正是热痛兼见阳气不足之恶寒证。此外《金匮要略》中更有"恶风者加附子一枚"之言,更是附子治疗恶风、恶寒之明证。观这些条文中的恶寒、恶风证均是由于阳气虚损所致,附子有温阳之效,因此恶寒、恶风可纳入炮附子的主症。

(6)脉沉微:《伤寒论》第323条"少阴病,脉沉者,急温之,宜四逆汤"。与第301条"少阴病,始得之,反发热,脉沉者,麻黄附子细辛汤主之"。两条文所治主症均有脉沉,且方中均含有附子,其不同在于第323条四逆汤证已现少阴病,已现阳气虚衰之象,但尚未发展到下利厥逆之时,见沉脉,仲景以四逆汤急温之,而第301条麻黄附子细辛汤证为少阴兼见太阳发热表证,表证发热,脉当浮,今现沉脉,可知此沉脉为阳虚所致,故予附子温阳,麻黄解表,细辛辛温散寒。又如第61条干姜附子汤证"脉沉微",第315条白通汤证"脉微",第385条四逆加人参汤证"脉微",第317条通脉四逆汤证"脉微欲绝",第389条四逆汤证"脉微欲绝"。从上述条文来看,脉沉微乃是由于阳虚不能鼓动气血所致,用附子则可振奋阳气鼓动气血运行。因此脉沉微亦是附子的使用指征。

(7)阳虚:观附子所治诸症多为阳虚寒盛所致,其治疗均离不开附子性热,具有回阳、温阳、散寒之功,因此作为病机的阳虚亦是附子的用药指征。

从上述分析中可归纳出附子药证有手足厥冷、腹痛、骨节痛、胸痛、恶寒恶风、脉沉微、阳虚。然仲景经方中所用附子有生用与炮用之别,其药证亦有别。其中用于回阳救逆时,仲景均用生附子,取其力猛效捷之功,其药证为手足逆冷;用于温阳散寒止痛时,仲景多用炮附子,主要来治疗各种疼痛,其药证为腹痛,骨节痛,胸痛;而脉沉微、阳虚则是生附子和炮附子共同的主症。

2. 配伍与用量

仲景用附子尤重视配伍,合理地配伍可起到增效减毒的效果。附子常用配伍如下:附子配干姜、甘草既可增强附子的温阳效果又可减轻其毒性,用于治疗下利厥冷脉微等证,如四逆汤等;附子配麻黄用于治疗太阳少阴两感证,如麻黄附子细辛汤、麻黄附子甘草汤;附子配大黄治疗寒积里实腹痛便秘之证,如大黄附子汤;附子配薏苡仁、败酱草治疗肠痈,如薏苡附子败酱草散;附子配桂枝、白术治疗风湿相搏、骨节疼痛之证,如甘草附子汤。仲景方中的附子多去皮用,是因为附子皮中的生物碱含量高,毒性大。去皮可有效地降低附子的毒性。仲景方中附子有生用与炮用之别,生附子用量多为"一枚"或者"大者一枚";炮附子在治疗风湿搏痛时,用量最大,达三枚之多,如桂枝附子汤、桂枝附子汤去桂枝加白术汤,治疗其他阳虚证时附子用量多在一到两枚。

二、干姜

干姜功效早在《神农本草经》就有所记载,"干姜,气味辛、温。主胸满咳逆上气,温中,止血,出汗,逐风湿痹,肠澼下利"。系统使用并发挥干姜药证的记载当见于张仲景的《伤寒论》与《金匮要略》。两书中干姜出现的频次有

93 次,使用干姜的方剂就达 52 首之多。

1. 干姜的功效与主治

(1)呕逆,吐涎沫:《伤寒论》第 29 条所论因阴阳两虚反发汗所导致的"厥,咽中干,烦躁,吐逆"之证,以甘草干姜汤以"复其阳"。该方在《金匮要略》中主治"肺痿吐涎沫而不咳",其症见"不渴,必遗尿,小便数……必弦,多涎唾"。并指出其病机为肺中冷,以上虚不能制下故也。同一方所主治症状虽不同,但亦有共同之症状"吐逆",肺痿又多吐涎沫一症。然从二者之病机分析,都为中阳(胃阳)虚衰,饮邪内发所致。故《伤寒论》中甘草干姜汤所主治"吐逆"一症,所吐之物亦当有"涎沫"。据此可得出干姜的用药指征之一即吐逆,吐涎沫;其功效为温阳化饮止呕。张明发等通过研究干姜的药理发现干姜可能是通过增强胃动力,提高贲门和幽门括约肌张力产生镇吐作用。现代药理研究揭示了干姜止呕的机制,亦可作为干姜主呕逆之旁证。

(2)咳喘:小柴胡汤之或然证"伤寒五六日中风……或不渴,身有微热,或咳者,小柴胡汤主之"。有"咳"一证,在其方后注中有"若咳者,去人参、大枣、生姜,加五味子半升、干姜二两"之论。可知仲景治咳即用干姜、五味子。真武汤证、四逆散证方后注中亦有"若咳者,加五味子半升,细辛一两,干姜一两"和"咳者,加五味子、干姜各五分,并主下利"之语。另小青龙汤证有"咳而微喘",小青龙加石膏汤证有"咳而上气,烦躁而喘"之论,仲景对两证之病机自解为"心下有水气",故知该两证之咳喘实为水饮射肺所致,因此方中以干姜、细辛、半夏温化其心下之水气,水气去则咳喘平。

由是观之,干姜治咳喘实为其温散水饮功效之发挥。又《金匮要略》苓甘五味姜辛汤证的条文"冲气即低,而反更咳,胸满者,用桂苓五味甘草汤,去桂加干姜、细辛,以治其咳满"中有"加干姜、细辛,以治其咳满"之论,以上可作为干姜治咳喘的直接明证。析其治咳喘之病机,当为肺寒,其功效为温肺散寒止咳平喘。故《神农本草经》有"干姜主咳逆上气"之论。

(3)下利:《伤寒论》第 316 条少阴病真武汤证在其方后注中有"若下利者,去芍药,加干姜二两"之论,据此可知仲景治寒湿下利证一般用干姜,不用芍药;第 318 条四逆散证方后注中亦有"咳者,加五味子、干姜各五分,并主下利"的论述,因此有干姜治"下利"则不言而明也。又《伤寒论》第386条"霍乱,头痛发热,身疼痛,热多欲饮水者,五苓散主之;寒多不用水者,理中丸主之"。在理中丸方后注中有"寒者,加干姜,足前成四两半"之述。不难看出,干姜所治下利病机当为寒。另生姜泻心汤证有"腹中雷鸣下利",甘草泻心汤证有"其人下利,日数十行,谷不化,腹中雷鸣",桂枝人参汤证有"利下不止",四逆汤证有"利""下利""下利清谷",桃花汤证有"下利便脓血",白通汤证有"下利",通脉四逆汤证有"下利清谷"。以上方证中均有下利一证,药物组成中均有干姜一药,且这些方所主病机均有寒,亦不难发现仲景治寒性下利,必用干姜一药。陈存标通过药理实验发现干姜有抑制小鼠胃肠蠕动的作用,证明单方干姜对腹泻药效确实。该研究为干姜治下利理论提供了实验依据。

(4)烦躁:《伤寒论》甘草干姜汤证条文"伤寒脉浮……得之便厥,咽中干,烦躁,吐逆者,作甘草干姜汤与之"。中有"烦躁"一证,而甘草干姜汤所主病机为阳气(中阳)虚衰。故其"烦躁"一证实为弱阳搏阴所致,故以干姜二两温阳救逆,炙甘草四两补中益气,中阳温,阳气回,则烦躁自除。又干姜附子汤证所主"昼日烦躁不得眠,夜而安静"一证,其病机同为阳气大衰,昼日弱阳得外界阳气之助,可与阴争,故烦躁;夜则弱阳入阴,故静。治以干姜附子汤扶阳抑阴。干姜附子汤与甘草干姜汤所治之证均有"烦躁",病机均为阳衰,且二方中均有干姜,故"烦躁"一证可作为干姜之药证,其功效为扶阳抑阴。

(5)厥逆(冷):《伤寒论》第353条"大汗出,热不去,内拘急,四肢疼,又下利厥逆而恶寒者,四逆汤主之"。与第354条"大汗,若大下利,而厥冷者,四逆汤主之"。此二条皆有"厥冷(逆)"之证,可视为四逆汤之主证。第317、370条之通脉四逆汤证亦有"厥冷(逆)",其药味组成与四逆汤证同,唯其不同点在于通脉四逆汤加重了干姜与生附子的用量。从症情上讲,通脉四逆汤证较四逆汤证重,即有虚阳外越,欲脱之象,故加重干姜、生附子之量以求重剂挽救浮阳。然此二证之共同所主"厥冷(逆)"证,亦当为干姜、生附之药证。综上,不难发现干姜具有回阳救逆,治疗厥冷(逆)之功效。且治疗厥逆,常用附子配伍相须为用。该功效的发挥与干姜能够改善心功能,改善局部血液循环的作用有关。

(6)痛证:《金匮要略》甘草干姜茯苓白术汤主治"肾着病",症见"如坐水中,形如水状,反不渴,小便自利,饮食如故……腰以下冷痛,腹重如带五千钱"。探其病机,仲景自解为:"病属下焦,身劳汗出,衣里冷湿,久久得之。"此病当为寒湿下注所致。治以暖土祛湿。故以茯苓四两、白术二两健脾利湿,甘草二两补中益气,干姜四两温阳散寒止痛。由方后注中"煮取三升,分温三服,腰中即温"可知,此方剂药后应以温暖为佳,盖此方中唯干姜为大热之药,且干姜四两,于方中用量最大,因此该方证中"腰以下冷痛,腹重如带五千钱",亦可作为干姜之药证。又大建中汤所治之证"心胸中大寒痛,呕不能饮食,腹中寒,上冲皮起,出见有头足,上下痛而不可触近"。其病机为:中阳虚衰,阴寒内盛,寒气攻逆。方以花椒、干姜温里散寒止痛,人参、饴糖补中缓急止痛。探该方治愈之机当以干姜、花椒温中散寒止痛为主,且方中干姜(四两)用量最大,因此,大寒痛可作为干姜、花椒二药之药证。综上,干姜治痛之病机大抵为寒湿阻滞所致。张明发研究发现干姜的醚提物和水提物都具有明显镇痛抗炎作用。这为干姜治疗寒性痛证提供了现实依据。

(7)出血:《金匮要略》之柏叶汤所治"吐血不止"一证和桃花汤所治"下利便脓血"一证,仲景均以一证而出方治,其义实难领会,然以方测证,则其义明矣。柏叶汤之侧柏叶味苦性寒,善收湿止血;艾叶三把、干姜三两温脾摄血;又其血逆于上又以马通汁引而下行,此大抵为仲景制方之初衷。由此可知吐血之病机当为中阳虚寒,气不摄血。故以干姜温中健脾摄血。桃花汤治"下利便脓血"一证,以赤石脂甘温,善温中收敛,干姜、粳米亦温养脾胃之品,三药合用可达到温中止利收血之效。其下利便脓血之病机亦当为虚寒。两方所治出血之机实为中焦虚寒,脾不摄血。干姜一药为温中健脾散寒之佳品,中寒去,脾阳回,血自止。故《神农本草经》有"干姜止血"一说。《备急千金药方》亦有以干姜为末,童尿调服治疗吐血之论,实为干姜主出血证之明鉴。

(8)寒:探析干姜主吐逆、吐涎沫、咳喘、下利、烦躁、厥逆、痛、出血之机,可发现干姜所治之证无不离其辛温之性,其所治之证病性多为寒,因此病性为寒亦当作为干姜用药指征之一。

2. 配伍与用量

仲景使用干姜尤重视配伍,合理配伍亦有利于疗效提高。常见配伍有:干姜配甘草治疗中阳虚衰之吐逆,如甘草干姜汤,加人参、白术即为理中丸,加附子即为四逆汤,加白术、茯苓即为甘姜苓术汤以治疗腰以下冷痛,腹重如带五千钱。干姜配半夏治疗呕吐痰涎,如半夏干姜散;加人参即干姜半夏人参丸,治疗妊娠呕吐不止。干姜配花椒、人参治疗心胸大寒痛。干姜配附子治疗下利厥冷脉微,如四逆汤之类。干姜配半夏、黄芩、黄连治疗寒热错杂之心下痞,如半夏泻心汤等。干姜配五味子、细辛治疗咳喘,如小青龙汤等。经方中干姜的用量一两到四两不等,其中在甘姜苓术汤和大建中汤中用量最大,干姜与他药配伍以达到温里散寒止痛之目的;与生附子、甘草配伍时,其用量在三两或者一两半,因证情变化而不同;与人参、白术配伍时,干姜用量在三两,以达到温中散寒之目的;此外干姜与半夏、黄芩、黄连配伍治疗痞证时,用量多为一两。

三、甘草

甘草为历代医家治病处方中用药次数最多之药,素有"国老"之称。《神农本草经》中将其列为上品,谓其"主五脏六腑寒热邪气,坚筋骨,长肌肉,倍力,金创尰,解毒。久服轻身延年"。甘草在《伤寒论》和《金匮要略》中入药次数最多,全篇几乎三分之二的方剂中用到甘草。通过研究《伤寒论》和《金匮要略》中仲景使用甘草的条文和方剂,发现仲景用甘草有生炙之别。关于《伤寒论》中炙甘草的炮制,王奇研究认为"《伤寒论》中的炙甘草应为炒甘草,而并非蜜炙甘草"。

1. 甘草的功效与主治

(1)咽痛:《伤寒论》第 311 条甘草汤证,仲景用生甘草二两煎汤治疗少阴病咽痛证。少阴病之咽痛,大抵由少阴客热咽喉所致。之所以用生甘草治疗咽痛,因生甘草味甘性平偏寒,善清热解毒,故而可治疗咽痛。对于咽痛较重,用甘草汤效果不佳时,可用桔梗汤治疗,桔梗汤乃生甘草加桔梗而成,桔梗开肺利咽,客热除,咽痛自止。因此,咽痛是甘草的一个主症。

(2)咳喘:经方中有多处用甘草治疗咳喘证,如麻黄汤、小青龙汤、桂枝加厚朴杏子汤、麻杏石甘汤、苓桂术甘汤等。观《伤寒论》《金匮要略》中治疗咳喘之证,外感大抵为肺失宣降,内伤多由痰饮所致。对于麻黄汤、小青龙汤、麻杏石甘汤等方剂中甘草的作用,医家大都以调和诸药之性为解。殊不知甘草自有化痰止咳平喘之功。现代药理研究表明,甘草具有促进气管支气管黏膜分泌,有利于痰液咳出,缓解支气管平滑肌痉挛而达到止咳平喘的作用。因此,临床将其制成成药,如复方甘草片来治疗咳喘。

(3)挛急、疼痛:《伤寒论》中用甘草配伍芍药,治疗阴血不足所致的"脚挛急"。芍药酸苦养阴,甘草甘平缓急,酸甘化阴,可养阴血;芍药尚有"除恶血、通血痹",甘草"通经脉,利血气"之效,故而可治疗脚挛急之证,正是取得其缓急止痛之效。再如仲景治疗风湿痹痛诸方中必用甘草,如桂枝附子汤、白术附子汤、甘草附子汤、桂枝芍药知母汤等。以上方剂中,甘草多与附子相配伍,在三个附子汤中,甘草与附子相配,既可以与附子辛甘化阳,以散寒湿之邪,又可以发挥缓急止痛之功效,还可以兼制附子之毒,因三个附子汤中,附子用量是经方中最大的,达三枚之多,甘草可减轻附子之毒;寒湿去,阳气回,则痹痛自当减轻。

(4)下利:经方中用治疗下利的大部分方剂中均用到甘草。在治疗热利时,常与黄芩、黄连等一起用,如葛根芩连汤、黄芩汤、黄芩加半夏生姜汤等。方中取甘草之甘与黄芩、黄连之苦相合,清热不伤阴。在治疗虚寒性下利时,甘草常与干姜、白术或者干姜、附子同用,如理中丸、桂枝人参汤、四逆汤等,甘草与干姜,或者与附子同用,可辛甘化阳,以加强干姜、附子的温中止利之功。而在治疗寒热错杂下利时,仲景又常用甘草与人参、大枣补中益气,配合辛开苦降之药以升降气机,如三泻心汤。药理研究发现:甘草的止利作用是通过解除肠痉挛来实现的。

(5)心悸:《伤寒论》第64条用于治疗发汗过多,而出现的"心下悸,欲得按",仲景以甘草配桂枝来治疗。第177条炙甘草汤更是以炙甘草作为主药来治疗"脉结代,心动悸"。同时在经方中,大部分含有麻黄的方剂中以常配伍甘草,因麻黄中的麻黄碱有加速心率的作用,单独使用会给患者带来心悸的感觉,甘草配伍麻黄却可以减轻麻黄发汗所带来的这种不适,从侧面印证了甘草有止悸的作用。

(6)解毒:甘草的解毒作用在《神农本草经》中已有记载,仲景在《伤寒论》与《金匮要略》中既用其来解食毒,如《金匮要略·果实菜谷禁忌并治》中治误食水莨菪中毒方中用一味甘草煮汁解莨菪碱之毒,仲景谓其"服之即解";又常用其来与有毒药物相杀配伍,以减轻有毒药物的毒性。如最常见的是与附子、乌头等配伍,可以减轻其毒性。近年来人们研究甘草对附子的解毒作用的原理发现:一方面甘草中甘草酸的水解产物葡萄糖醛酸能与附子中的乌头碱化合生成无毒物质经小便代谢排出;另一方面甘草中的甘草次酸具有类肾上腺皮质激素的作用。正是这样的作用,使得甘草具有解附子、乌头毒的作用。

2. 配伍与用量

甘草的常见配伍:甘草用于补气,常与人参、大枣相配伍,如炙甘草汤、旋覆代赭汤;治疗咽痛时,可单独使用,也可与桔梗配伍使用;养胃和中时可与粳米相配伍,如白虎汤、竹叶石膏汤;用于解表常配伍生姜、大麦;治疗咳喘时,可配伍麻黄,如麻黄汤、麻杏石甘汤等;缓急止痛常与芍药相配,如芍药甘草汤、小建中汤等;治疗阳虚心悸时,常与桂枝相配,如桂枝甘草汤;用于温中时,常与干姜配伍,如甘草干姜汤等。凡药性峻烈或有毒性的药物均可配甘草。

《金匮要略》中甘草最大用量为五两,如橘皮竹茹汤,与参枣同用,旨在补虚益胃。在甘草干姜汤、炙甘草汤中用量为四两;一般用量为一到三两,若用于脏躁,心动悸时,则用量宜大。

第二节 主要药物的作用机制

一、附子

性味归经:辛甘,热,有毒。归心、脾、肾经。

功能主治:①回阳救逆。有较强的回阳作用。用于畏寒、肢冷、脉微欲绝之虚脱,常配伍人参,或干姜、甘草。②补益阳气。附子辛热,其性走而不守,能通行十二经,故凡阳气不足之证均可用之,尤能补益肾阳。③祛寒止痛。本品大热,祛寒力强,故能治寒邪内侵之胃腹疼痛、泄泻,以及寒湿阻络之痹痛。

用法用量:煎汤内服,3～9g;或入丸、散。研末调敷外用。

注意:阴虚阳盛,真热假寒及孕妇均禁服。

二、干姜

性味归经:辛、热。归脾、胃、肾、心、肺经。

功能主治:温中散寒,回阳通脉,燥湿消痰。用于脘腹冷痛,呕吐泄泻,肢冷脉微,痰饮喘咳。

用法用量:煎汤内服,1.5～4.5g。

注意:阴虚内热、血热妄行者忌服。孕妇慎服。

三、甘草

性味归经:甘,平。归心、肺、脾、胃经。

功能主治:补脾益气,清热解毒,祛痰止咳,缓急止痛,调和诸药。用于脾胃虚弱,倦怠乏力,心悸气短,咳嗽痰多,脘腹、四肢挛急疼痛,痈肿疮毒,缓解药物毒性、烈性。

用法用量:煎汤内服,1.5~9g。

注意:实证中满腹胀忌服。

第三节　四逆汤功效与主治

四逆汤具有回阳救逆之效,主治少阴病如四肢厥逆、下利清谷、呕吐腹痛、苔白滑、脉沉迟或细微等症。其中附子大辛大热,具有回阳救逆、补火助阳、散寒止痛的功效,为君药,其主要成分为乌头类生物碱。干姜性味辛热,具有温中散寒、回阳通脉的功效,在四逆汤中可助附子回阳,为臣药,其主要成分为总挥发油和姜辣素类化合物。主要药理作用有强心、耐缺氧、升压、抗休克、对缺血心肌保护等。临床运用于冻伤、血栓闭塞性脉管炎、雷诺综合征、冠心病、下肢动脉闭塞以及静脉血栓形成等。有学者从能量代谢的角度提出其"驱散寒邪、回阳救逆"的机制。后世医家医案多见记载,用于治疗霍乱、恶寒、疟、泄泻、呕吐等,现代多用于治疗心脏病、血压异常、休克、高脂血症、肾炎、梅尼埃病等。

四逆汤功效为回阳救逆,主治少阴病。症见阳虚欲绝、冷汗自出、四肢厥逆,恶寒蜷卧、呕吐不渴、腹痛下利、神衰欲寐、舌苔白滑、脉象微细等症。四逆汤及其类方,乃仲景为少阴证脾肾阳虚、阴寒内盛之"脉微细,但欲寐"所设,是治疗少阴虚寒证的代表方剂,具有回阳救逆、固脱生津、益阴安神、益阴和阳、温阳利水、散寒祛湿等功效,主要用于少阴病亡阳为主要病机的一类病症。

第三章　源流与方论

第一节　源　流

　　四逆汤为东汉名医张仲景之名方,始载于《伤寒论》,具有回阳救逆之效。

　　东汉《伤寒论》中四逆汤主要治疗伤寒、霍乱、腹泻,这也是后世医家运用此方治疗的主要病症。唐代运用四逆汤加味治疗腰痛、脚气、三痹、小儿病、外科痈疽等病。至明代,除元代以外,各代运用四逆汤治疗病种逐渐增加。清代能够运用四逆汤治疗的病很多,涉及此方面的文献也很多,但是病名的范围有所减少,趋向于几个比较有限的病。从历代证候分布情况来看,宋代、明代、清代涉及的证候比较多,其中宋代以四逆汤治疗脾肾两脏阳虚等证候居多,明代证候以寒湿病症居多,清代多用四逆汤治疗肾阳虚的相关证候,以真阳衰竭之戴阳证为佳。

　　四逆汤是少阴虚寒证的名方,其组药简单力专而疗效显著,堪称救逆之祖方。《伤寒论》中四逆汤先后出现多次,其主治多为汗吐下太过、四肢厥逆、下利清谷、脉沉迟或微细、恶寒、四肢或腹内拘急等。根据经络学说,少阴经包括足少阴肾经和手少阴心经。因此,少阴虚寒证是指心阳、肾阳两虚,阴寒内盛的一种虚寒症。这种症的发生与感受外界寒邪息息相关。如果患者抵抗能力差,发病即可见一系列心肾阳虚,阴寒内盛的症状时,便形成寒邪直中少阴。但多数患者感受外界寒邪后,在发病过程中损伤了心肾阳气,以致寒邪深入少阴而导致虚寒证候。"观其脉证,随证治之"是仲景

《伤寒论》中的指导思想,是辨证论治的灵魂。

第二节　古代医家方论

一、四逆汤的各家论述

吴　谦

方名四逆者,主治少阴中外皆寒,四肢厥逆也。君以炙草之甘温,温养阳气;臣以姜附之辛温,助阳胜寒;甘草得姜附,鼓肾阳,温中寒,有水中暖土之功;姜附得甘草,通关节,走四肢,有逐阴回阳之力。肾阳鼓,寒阴消,则阳气外达而脉升,手足温矣。(《删补名医方论》)

费伯雄

四逆汤为四肢厥逆而设。仲景立此方,以治伤寒之少阴症。若太阴之腹痛下利、完谷不化,厥阴之恶寒不汗、四肢厥冷者亦宜之。盖阴惨之气深入于里,真阳几几欲绝,非此纯阳之品,不足以破阴气而发阳光。又恐姜附之性过于燥烈,反伤上焦,故倍用甘草以缓之。立方之法,尽美尽善。后人分传经为热厥,直中为寒厥,程郊倩讥之。然亦有未可尽非者,仲景曰:"伤寒一二日至四五日而厥者,必发热,应下之。"此明明说厥逆在前,发热在后,及至发热则不复厥冷,乃伤寒失下之症,故荡涤邪滞,则发热自退,本非为厥而不热者言也。

程氏又云:"下之者,下其热,非下其厥也,遇发热则可下,遇厥则万不可下。"此数语最为明白了当,可见传经之邪亦自有当下者,但不可概谓之热厥耳。四逆者,必手冷过肘,足冷过膝,脉沉细无力,腹痛下利等象咸备,方可用之,否则不可轻投。(《医方论》)

罗 美

王又源：……四逆为阳微不周,然真阳未尽亡也。君以炙草之甘温,温养微阳;臣以干姜、附子之辛温,通关节,走四肢。此因内阳微而外寒甚,故制为阳气外达之剂。(《古今名医方论》)

王晋三

四逆者,四肢逆冷,因证以名方也。凡三阴一阳证中,有厥者皆用之,故少阴用以救元海之阳,太阴用以温脏中之寒。厥阴薄厥,阳欲立亡,非此不救。至于太阳误汗亡阳,亦用之者,以太、少为水火之主,非交通中土之气,不能内复真阳,故以生附子、生干姜彻上彻下,开辟群阴,迎阳归舍,交接于十二经。反复以炙草监之者,亡阳不至于大汗,则阳未必尽亡,故可缓制留中,而为外召阳气之良法。(《绛雪园古方选注》)

二、单味药的各家论述

1. 附子

张元素:附子以白术为佐,乃除寒湿之圣药,湿药宜少加之引经。又益火之原,以消荫翳,则便溺有节,乌、附是也。

王好古:入手少阳三焦、命门之剂,浮中沉,无所不至。附子味辛大热,为阳中之阳,故行而不止,非若干姜止而不行也。非身表凉而四肢厥者,不可僭用,如用之者,以其治四逆也。

朱震亨:仲景八味丸,附子为少阴之向导,其补自是地黄,后世因以附子为补,误矣。附子走而不守,取健悍走下之性,以行地黄之滞,可致远。

《伤寒蕴要》:附子,乃阴证要药,凡伤寒传变三阴及中寒夹阴,虽身大热而脉沉者,必用之。或厥冷腹痛,脉沉细,甚则唇青囊缩者,急须用之,有退阴回阳之力,起死回生之功。近世阴证伤寒,往往疑似,不敢用附子,直待阴极阳竭而用之,已迟矣。且夹阴伤寒,内外皆阴,阳气顿衰。必须急用人参,健脉以益其原,佐以附子,温经散寒。舍此不用,将何以救之?

虞抟:附子禀雄壮之质,有斩关夺将之气。能引补气药行十二经,以追复散失之元阳;引补血药入血分,以滋养不足之真阴;引发散药开腠理,以驱逐在表之风寒;引温暖药达下焦,以祛除在里之冷湿。

《本草蒙筌》:天雄,其气亲上,补上焦阳虚;附子,其气亲下,补下焦阳虚;乌头,守而不移,居乎中者也;侧子,其气轻扬,宜其发四肢、克皮毛,为治风疹之神妙也;乌喙,其气锋锐,宜共通经络、利关节,寻蹊达径,而直抵病所也。

《本草纲目》:按《张松究原方》云,附子性重滞,温脾逐寒。川乌头性轻疏,温脾祛风。若是寒疾,即用附子;风疾即用川乌头。一云,凡人中风,不可先用风药及乌、附。若先用气药,后用乌、附乃宜也。又凡用乌、附药,并宜冷服者,热因寒用也。盖阴寒在下,虚阳上浮,治之以寒,则阴气益甚而病增;治之以热,则拒格而不纳。热药冷饮,下嗌之后,冷体既消,热性便发,而病气随愈。不违其情而致大益,此反治之妙也。昔张仲景治寒疝内结,用蜜煎乌头。《近效方》治喉痹用蜜炙附子,含之咽汁。朱丹溪治疝气,用乌头、栀子。并热因寒用也。……乌、附毒药,非危病不用,而补药中少加引导,其功甚捷。有人才服钱匕,即发燥不堪,而昔人补剂用为常药,岂古今运气不同耶?荆府都昌王,体瘦而冷,无他病,日以附子煎汤饮,兼嚼硫黄,如此数岁。蕲州卫张百户,平生服鹿茸、附子药,至八十余,康健倍常。……若此数人,皆其脏腑禀赋之偏,服之有益无害,不可以常理概论也。又《琐碎录》言:滑台风土极寒,民啖附子如啖芋、栗:此则地气使然尔。

《本草正》:附子,因其善走诸经,故曰与酒同功,能除表里沉寒,厥逆寒噤,温中强阴,暖五脏,回阳气……格阳喉痹,阳虚二便不通及妇人经寒不调,小儿慢惊等证。大能引火归原,制伏虚热,善助参、芪成功,尤赞术、地建效,无论表证里证,但脉细无神,气虚无热者所当急用。

《本草汇言》:附子,回阳气,散阴寒,逐冷痰,通关节之猛药也……诸病真阳不足,虚火上升,咽喉不利,饮食不入,服寒药愈甚者,附子乃命门主药,能入其窟穴而招之,引火归原,则浮游之火自熄矣。凡属阳虚阴极之候,肺肾无热证者,服之有起死之殊功。

《神农本草经读》:附子,味辛气温,火性迅发,无所不到,故为回阳救逆第一品药。《本经》云,风寒咳逆邪气,是寒邪之逆于上焦也。寒湿痿躄,拘挛膝痛不能行步,是寒邪著于下焦筋骨也。癥坚积聚,血瘕,是寒气凝结,血滞于中也。考《大观》本,"咳逆邪气"句下,有"温中,金疮"四字,以中寒得暖而温,血肉得暖而合也。大意上而心肺,下而肝肾,中而脾胃,以及血肉筋骨营卫,因寒湿而病者,无有不宜。即阳气不足,寒气内生,大汗、大泻、大喘、中风卒倒等症,亦必仗此大气大力之品,方可挽回,此《本经》言外意也。

误药大汗不止为亡阳,如唐之幸蜀,仲景用四逆汤、真武汤等法以迎之;吐利厥冷为亡阳,如周之守府,仲景用通脉四逆汤、姜附汤以救之。且太阳之标阳,外呈而发热,附子能使之交于少阴而热已;少阴之神机病,附子能使自下而上而脉生,周行通达而厥愈。合苦甘之芍、草而补虚,合苦淡之苓、芍而温固……仲景用附子之温有二法:杂于苓、芍、甘草中,杂于地黄、泽泻中,如冬日可爱,补虚法也;佐以姜、桂之热,佐以麻、辛之雄,如夏日可畏,救阳法也。用附子之辛,亦有三法:桂枝附子汤、桂枝附子去桂加白术汤、甘草附子汤,辛燥以祛除风湿也;附子汤、芍药甘草附子汤,辛润以温补水脏也;若白通汤、通脉四逆汤加人尿猪胆汁,则取西方秋收之气,保复元阳,则有大封大固之妙矣。

《本草正义》:附子本是辛温大热,其性善走,故为通行十二经纯阳之要药,外则达皮毛而除表寒,里则达下元而温痼冷,彻内彻外,凡三焦经络,诸脏诸腑,果有真寒,无不可治。但生者尤烈,如其群阴用事,汩没真阳,地加于天;仓猝暴病之肢冷肤清,脉微欲绝,或上吐下泻,澄澈清冷者,非生用不为功。而其他寒病之尚可缓缓图功者,则皆宜泡制较为驯良。唯此物善腐,市肆中皆是盐制之药,而又浸之水中,去净咸味,实则辛温气味,既受制于盐之咸,复再制于水之浸,真性几于尽失。故用明附片者,必以干姜、吴萸等相助为理,方有功用,独用钱许,其力甚缓。寿颐尝于临证之余,实地体验,附片二钱,尚不如桂枝三五分之易于桴应,盖真性久已淘汰,所存者寡矣。是以苟遇大证,非用至二三钱,不能有效,甚者必四五钱,非敢孟浪从事,实缘物理之真,自有非此不可之势。若用生附,或兼用乌头、草乌,终嫌毒气太烈,非敢操必胜之券矣。

2. 干姜

张元素:干姜本辛,炮之稍苦,故止而不移,所以能治里寒,非若附子行而不止也。理中汤用之者,以其回阳也。

李杲:干姜,生辛炮苦,阳也,生用逐寒邪而发表,炮则除胃冷而守中,多用之耗散元气,辛以散之,是壮火食气故也,须以生甘草缓之。辛热以散里寒,同五味子用以温肺,同人参用以温胃也。

朱震亨:干姜,入肺中利肺气,入肾中燥下湿,入肝经引血药生血,同补阴药亦能引血药入气分生血,故血虚发热、产后大热者,用之。止唾血、痢血,须炒黑用之。有血脱色白而夭不泽,脉濡者,此大寒也,宜干姜之辛温以益血,大热以温经。

《本草纲目》:干姜,能引血药入血分、气药入气分。又能去恶养新,有阳生阴长之意,故血虚者用之。而入吐血、衄血、下血,有阴无阳者,亦宜用之,乃热因热用,从治之法也。

《本草经疏》:干姜,辛可散邪理结,温可除寒通气,故主胸满咳逆上气,温中出汗,逐风湿痹,下痢因于寒冷,止腹痛。其言止血者,盖血虚则发热,热则血妄行,干姜炒黑,能引诸补血药入阴分,血得补则阴生而热退,血不妄行矣。治肠澼,亦其义也。

《本草正》:若下元虚冷,而为腹疼泻痢,专宜温补者,当以干姜炒黄用之。若产后虚热,虚火盛而唾血、痢血者,炒焦用之。若炒至黑炭,已失姜性矣。其亦有用以止血者,用其黑涩之性已耳。若阴盛格阳、火不归原及阳虚不能摄血,而为吐血、衄血、下血者,但宜炒熟留性用之,最为止血之要药。

《药品化义》:干姜干久,体质收束,气则走泄,味则含蓄,比生姜辛热过之,所以止而不行,专散里寒。如腹痛身凉作泻,完谷不化,配以甘草,取辛甘合化为阳之义。入五积散,助散标寒,治小腹冷痛;入理中汤定寒霍乱,止大便溏泄;助附子以通经寒,大有回阳之力;君参术以温中气,更有反本之功。生姜主散,干姜主守,一物大相迥别,孕妇勿用。

《本草崇原》:《神农本经》只有干姜、生姜,而无炮姜,后人以干姜炮黑,谓之炮姜。《金匮要略》治肺痿用甘草干姜汤,其干姜亦炮,是炮姜之用,仲祖其先之矣。姜味本辛,炮过则辛味稍减,主治产后血虚身热,及里寒吐血、衄血、便血之证。若炮制太过,本质不存,谓之姜炭,其味微苦不辛,其质轻浮不实,又不及炮姜之功能矣。即用炮姜,亦必须三衢开化之母姜,始为有力。

《本草求真》:干姜,大热无毒,守而不走。凡胃中虚冷,元阳欲绝,合以附子同投,则能回阳立效,故书则有附子无姜不热之句,与仲景四逆、白通、姜附汤皆用之。且同五味则能通肺气而治寒嗽,同白术则能燥湿而补脾,同归芍则能入气而生血。

《神农本草经》:干姜,味辛温,无毒。治胸满,咳逆上气,温中,止血,出汗,逐风湿痹,肠澼下利。生者尤良。

《名医别录》:干姜,大热,无毒。主治寒冷腹痛,中恶、霍乱、胀满,风邪诸毒,皮肤间结气,止唾血。

《药性论》:治腰肾中疼冷,冷气,破血,祛风,通四肢关节,开五脏六腑,祛风毒冷痹,夜多小便。治嗽,主温中,霍乱不止,腹痛,消胀满冷痢,治血闭。患者虚而冷,宜加用之。

《唐本草》:治风,下气,止血,宣诸络脉,微汗。

《日华子本草》:消痰,下气,治转筋,吐泻,腹脏冷,反胃干呕,瘀血,扑损,止鼻洪,解冷热毒,开胃,消宿食。

《医学启源》:《主治秘要》云……通心气,助阳,一也;去脏腑沉寒,二也;发诸经之寒气,三也;治感寒腹痛,四也。

王好古:主心下寒痞,目睛久赤。

《医学入门》:炮姜,温脾胃,治里寒水泄,下利肠澼,久疟,霍乱,心腹冷痛胀满,止鼻衄,唾血,血痢,崩漏。

《长沙药解》:燥湿温中,行郁降浊……下冲逆而平咳嗽,提脱陷而止滑泄。

3. 甘草

《药品化义》:甘草,生用凉而泻火,主散表邪,消痈肿,利咽痛,解百药毒,除胃积热,去尿管痛,此甘凉除热之力也。炙用温而补中,主脾虚滑泻,胃虚口渴,寒热咳嗽,气短困倦,劳役虚损,此甘温助脾之功也。但味厚而太甜,补药中不宜多用,恐恋膈不思食也。

第三节 现代医家方论

刘渡舟

四逆汤,回阳救逆,去寒消阴。方中附子温暖肾阳;干姜温中散寒,以降寒逆;甘草健脾和胃,以缓阴气之逆,以将附子回阳温寒。(《金匮要略诠解》)

余无言

阎德润曰,四逆汤之用,则曰急当救里,曰先温其里,曰手足厥冷,曰脉沉迟或欲绝。是明证有循环之障碍也,故略其他一切症状而不顾,急宜救其循环障碍者也。汉医一般谓扶阳为急,即此意耳,盖附子含有乌头碱,虽属虚脱药,然少量用之,亦可强心,故陈念祖谓附子为斩荆夺关之良将,用于少阴,以救元气。用于太阳,以温经脉。用于太阴,以治寒湿。用于厥阴,以回薄厥。言配于他方,皆能发挥其强心作用者也,方后云,强人可大附子一枚,常人则取中者,小人则取小者,盖亦深注意于其用量者也。干姜为辛性健胃药,甘草为调味之剂,故陈念祖曰,以甘草主之者,从容筹划者也。(按:甘草通经复脉,炙甘草汤,以之为首。)(《伤寒论新义》)

符润清

四逆汤中附子与干姜相配,则彻上彻下,乃温经救阳之峻剂,开辟群阴,迎阳归舍,交接十二经。以甘草主之者,乃从容筹划,自有将将之能也,用甘草之缓,抑制附子大毒之猛,从而达到治疗目的。如果附子炮制过熟,限制它不能通行十二经络,不走只守,就会影响疗效,这大概是仲景的原意。(《曲靖地区老中医经验选编第一集》)

黄 煌

使用本方除方证中的辨证要点外,辨体质有时也很重要。尤其是疾病处于攻坚阶段,常常是寒热混淆,虚实难辨的,此时一定要看体质。一般适合本方患者的多属阴寒体质。所谓阴寒体质,就是外观形体偏胖,但缺少光彩(阴胖者多红润、油光;二阴寒体质的人面色多晦暗、苍白或暗黄),肌肉松软,按之无力,皮肤多干燥,晨起面多浮肿,目睛无神或眼睑易浮肿,外观精神萎靡,面带倦容,唇色暗淡干枯,舌质淡胖而暗,多有齿痕,舌苔黑润或白滑。平时畏寒喜暖,四肢常冷,尤其下半身为著,易疲倦,好静恶动,大便常稀溏不成形,小便清长,口不干渴或渴不多饮或喜热饮等。(《经方100首》)

唐步祺

附子是一团烈火也。凡人一身,全赖一团真火,真火欲绝,故病见纯阴。仲景用之以补先天欲绝之火种,故用之以为君。干姜辛烈温散,能荡尽阴邪之阻塞,使附子能直入根蒂,火种复兴,而性命立复,故曰回阳。阳气既回,若无土覆之,光焰易熄,虽生不永,故继以甘草之甘,以缓其正气,缓者即伏之之意也。真火伏藏,命根永固,故得重生也。《伤寒论》原文治下利清谷,三阴厥逆,恶寒,脉沉二微者。前哲谓:寒病多为阳虚,二四逆汤亦不独为少阴立法。凡太阳病脉沉与寒入三阴及一切阳虚之证,俱能治之。郑氏在《医法圆通》中说:"少阴为水火交会之地,元气之根。四逆汤不专为少阴立法,而上、中、下三部之法俱备。"随即举出其圆通应用法:①治头脑冷。②治气喘痰鸣。③治耳肿皮色如常。④治舌黑唇焦、不渴少神。⑤治喉痛、畏寒、脚冷。⑥治喉痛、身大热、面赤、目瞑、舌冷。⑦治吐血困倦。⑧治齿缝流血。⑨治朝食暮吐、完谷不化。⑩治足心发热如焚、不渴尿多。⑪治面赤发热、汗出抽掣。⑫治大便下血、气短少神。⑬治头摇、面白少神。⑭治背冷目瞑。⑮治舌肿硬而青。⑯治唇肿而赤、不渴。⑰治鼻涕如注、面白少神。⑱治尿多。⑲治周身发起包块、皮色如常。⑳治周身忽现红片如云、不热不渴。㉑治发热、谵语、无神、不渴。㉒治两目白睛青色。㉓治两目赤雾缕缕,微胀不痛。最后郑氏说:"此方功用颇多,得其要者,一方可治救数百种病,因病加减,其功用更为无穷。余每用此方,救好多人,人咸曰余为姜、附先生。"的确,对于四逆汤能起死回生作用的重现,与善用之而活人无数,直可说是前无古人。笔者在临床中,细思此方既能回阳,则凡世之一切阳虚阴盛为病者,皆可服也,何必定要见四肢厥逆,腹痛下利,脉微欲绝等症而始用之,一见是阳虚症,而即以此方在分两轻重上斟酌,效如桴鼓,从未发生任何副作用,实由郑氏三书之教导也。(《郑钦安医书阐释》)

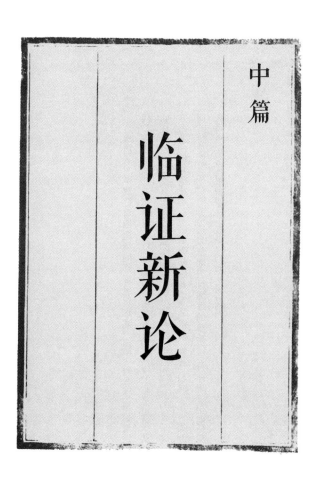

中篇

临证新论

本篇从三个部分对四逆汤的临证进行论述：第一章临证概论对古代和现代的临证运用情况进行了梳理；第二章介绍经方的临证思维，从临证要点、与类方的鉴别要点、临证思路与加减、临证应用调护与预后等方面进行展开论述；第三章为临床各论，从内科、外科、妇科、儿科等方面，以临证精选和医案精选为基础进行细致的解读，充分体现了中医"异病同治"的思想，为读者提供广阔的应用范围。

第一章　四逆汤临证概论

第一节　古代临证回顾

一、治少阴阳虚厥逆

四逆汤为少阴病虚寒证之主方,而《伤寒论》中第 323 条又为《少阴病篇》专门讨论此方的条文,故以此条为例,阐述古代医家对四逆汤治疗作用的认识,大部分医家认为四逆汤为温阳散寒之方。

陈修园在《伤寒医诀串解》中言四逆汤证为"急温症",讨论此条时云:"少阴为性命之根。起首脉沉,预知已伏四逆、吐利、烦躁之机,即《易》履霜坚冰至之义。盖于人所易忽者,独知所重而急治之也。"其在《伤寒论浅注》中言:"少阴先天之气发原于下而达于上。少阴阴寒之病,脉沉者,生气衰微不能上达也。急温之,以起下焦之生阳,宜四逆汤。"此言少阴之气,不能由下而上也。脉沉而四逆吐利烦躁等证,已伏其机,沉即宜急温。所谓见微知著者消患于未形也。

成无己

既吐且利,小便复利,而大汗出,下利清谷,内寒外热,脉微欲绝者,不云急温;此少阴病脉沉而云急温者,彼虽寒甚,然而证已形见于外,治之则有成法;此初头脉沉,未有形证,不知邪气所之,将发何病,是急与四逆汤温之。

钱　潢

沉则为阴为寒,曰急温之……脉沉为邪入少阴,下焦之真火衰微,阴寒独盛,故当急温之而宜四逆汤也。若不急温,则阳气愈虚,阴寒愈盛而四肢厥逆,吐利烦躁之变作矣。

汪　琥

少阴病,本脉微细,但欲寐。今者,轻取之,微脉不见;重取之,细脉几亡,伏匿而至于沉。此寒邪深中于里,殆将入脏。温之不容以不急也。少迟,则恶寒身蜷、吐利躁烦、不得卧寐、手足逆冷、脉不至等,死证立至矣。四逆汤之用,其可缓乎。

二、温经救阳

四逆汤为温经救阳之方,其意在于此方有回阳之功,可用于元气内脱之时,与现代"回阳救逆"之说类似。

如陶节庵所说"少阴急温有二证,内寒已甚,阳和之气欲绝,宜急温之无疑也"。

张璐在注解第 323 条时言:"外邪入少阴,宜与肾气两相搏击,乃脉见沉而不鼓,即《内经》所谓肾气独沉之义,其人阳气衰微可知,故当急温以助其阳也。"但在注解第 92 条时却言:"病发热头痛者,太阳伤寒,脉反沉者,其人本虚,或病后阳气弱也。虽脉沉体虚,以其有头痛表证,而用解肌药。病不差,反加身疼痛者,此阳虚阴盛可知,宜与四逆汤回阳散寒,不解表而表解矣。盖太阳膀胱为肾之腑,肾中阳虚阴盛,势必传出于腑,故宜四逆以消阴复阳。"

柯琴在注解第 91 条时言:"下利是里寒,身痛是表寒。表宜温散,里宜温补。先救里者,治其本也。"而在注解第 353 条时言:"治之失宜,虽大汗出而热不去,恶寒不止,表未除也。内拘急而下利,里寒已发,四肢疼而厥冷,表寒又见矣。可知表热里寒者,即表寒亡阳者矣。"注解第 354 条:"大汗则亡阳,大下则亡阴,阴阳俱虚,故厥冷。但利非清谷,急温之,阳回而生可望也。"

可见,大部分古代医家认为四逆汤的治疗作用在于温阳散寒、回阳救逆。

第二节 现代临证概述

一、单方妙用

四逆汤是张仲景《伤寒论》中之名方,更是备受历代医家推崇的温里回阳剂。张仲景以四逆汤创立了温里回阳大法,对后世治疗阳虚内寒证产生了深远影响。四逆汤是阳虚内寒证的主方,《伤寒论》中该方先后出现多次,其主治脉证多为汗吐下太过、脉沉迟或微细、手足厥冷、恶寒、体痛、四肢或腹内拘急等,《素问·厥论》曰:"阳气衰于下,则为寒厥。"《伤寒论》中亦指出:"厥者,手足逆冷是也。"阳虚内寒是四逆汤的主要病机。或为素体阳虚,或汗吐下太过,致中阳亏虚,寒邪内生,阴阳不相顺接,故现手足逆冷;寒主收引故拘急;阴阳气血故脉迟;阳气衰则脉微细。因此冠以四逆汤方名。

《黄帝内经》云:"寒淫于内,治以甘热。"又曰:"寒淫所胜,平以辛热,佐以甘苦,以咸泻之。"阳虚内寒之甚者,非纯阳之品不能破阴寒而复阳气。四逆汤以辛甘大热之附子荡涤内外寒气为君药,以干姜守中回阳为臣,后世有附子无干姜不热之说,再使以甘草,正合辛甘化阳之经旨,可谓尽善尽美。阳气来复,大气一转,寒气乃散。由于该方选药精当,伍用合理,果能药证相符,可挽危救难于顷刻之间。特别是以附子作为君药,是温里回阳法不可或缺的。后世许多医家发扬温里回阳法,药物的千变万化总是不离附子为君药的原则,通过对四逆汤的加减运用形成了自己的专方特色。

医案精选
◎案

黄某,男,11岁。1948年秋,初感全身不适,以后病情逐渐加重,神志昏迷,高热至40℃以上,腹泻。当时正值肠伤寒流行季节,医院确诊为"正伤寒",某专家认为,病已发展至极期,全身性中毒过重,已属不治之症。后由中医会诊,曾以大量犀角、羚羊角、紫雪丹等抢救。患儿虽高热退,腹泻止,而病势却更加沉重,四肢冰冷,脉欲绝,终至垂危。最后来诊,按少阴证下利虚脱论治,初诊机转,数诊痊愈。

初诊:患儿连日来昏迷蜷卧,面色灰白乌暗,形体枯瘦。脉伏微细欲绝,唯以细灯草试双鼻孔,尚有丝微气息。四肢厥逆,手冷过肘,足冷过膝,甚至通体肢肤厥冷。此为病邪已由阳入阴,发展为少阴阴寒极盛,阳气顷刻欲脱之险恶阶段。急用驱阴回阳,和中固脱之法,以大剂通脉四逆汤一剂灌服急救。

处方:川附子 120g(久煎),干姜 120g,炙甘草 60g。

二诊:上方,连夜频频灌服,至翌日凌晨,患儿家长慌忙赶来连声说:"坏了坏了,服药后鼻中出血了!"范老立即回答:"好了好了,小儿有救了!"遂再诊。患儿外形、病状虽与昨日相似,但呼吸已稍见接续、均匀,初露回生之兆。宜继守原法,以通脉四逆倍加用量再服。

处方:川附子 500g,干姜 500g,炙甘草 250g。

先以肥母鸡一只熬汤,另以鸡汤煎附子一个半小时,再入姜、草。服药后约 2 小时,患儿忽从鼻中流出紫黑色凝血 2 条,约 3 寸长,口中亦吐出若干血块。这时缓缓睁开双眼,神志开始清醒,并开口说:"我要吃白糕!"全家顿时破涕为笑,皆大欢喜。遂遵原方,再进 4 剂。

三诊:患儿神志已完全清醒,语言自如,每日可进少量鸡汤等流质。面色青暗。舌质淡白,乌暗,无苔。上肢可活动,开始端碗进食,下肢僵硬,不能屈伸,四肢仍厥冷。病已开始好转,阳气渐复;但阴寒凝聚已深,尤以下肢为甚。原方稍加大曲酒为引,再服。上方又服一剂后,翌日下肢即可慢慢屈伸。再服 2 剂,能下床缓步而行。服至 13 剂,逐渐康复。

患者于 1978 年 12 月 26 日来函说:"30 年前,范老治好我的病以后,我于 1953 年参军,在部队还立了 2 次三等功,现在机械配件厂当钳工,身体一直很好。"

按 此案由于失治,病由阳入阴,阳气衰微,阴寒凝滞,即阴阳气血已不能充实于四肢肌肤,故现面色灰白乌暗,脉伏细微欲绝,四肢通体逆冷,甚至昏厥不省。显然,病势已发展至少阴寒化之危重阶段,属典型之四逆证。值此纯阴微阳之际,千钧一发之时,一切以阳气之存亡为转移。阳存可生,阳亡立死,非急投以大剂通脉四逆回阳救逆不可。

四逆汤为仲景回阳救逆之主方。若能正确掌握,辨证施治,姜附草三味,即能起死回生。郑钦安曾说:"仲景深通造化之微,知附子之力能补先天欲绝之火种,用之以为君。又虑群阴,阻塞不能直入根蒂,故佐以干姜之辛温而散,以为前驱,荡尽阴邪,迎阳归舍,火种复兴,而生命立复,故曰回阳。阳气既回,若无土复之,光焰易熄,虽生不永,故继以甘草之甘,以缓其正气。缓者即伏之之义也,真火伏藏,又得重生也,此方胡可忽视哉。"(《医理真传》)

四逆汤再加干姜一倍,即本案所用之通脉四逆汤。干姜佐附子,更能除六腑之沉寒,回三阴之厥逆,救肾中元阳,脉气欲绝者。倍干姜,尤能增辛热以逐寒邪,取辛温而散之义,加强荡涤阴邪,迎阳归舍之效。灌服后,患儿忽然鼻孔出血,家长惊慌失措,以为误用姜附必死无疑!殊不知此病后期一派阴气弥漫,复进苦寒退热之品,犹如冰上加霜,周身气血趋于凝聚。此时转投大剂通脉四逆汤,回阳返本,峻逐阴寒,冰伏凝聚之血脉为之温通;阳药运行,阴邪渐化,血从上窍而出,实为通脉四逆推墙倒壁之功,初见起死回生之兆,何惊骇之有? 此时此刻,又抓住转机,当机立断,在原方大剂量基础上再加倍翻番,姜、附均增至500g,凝结之血条血块,均被温通而逐出。正邪相搏出现新的突破,患儿终于转危为安。

或问:本案患儿在半月之内,每剂附子用量250~500g,累计6 500g,经过30年之检验,预后良好。附子的有效量和中毒量问题,是否值得重新探讨? 实践是检验真理的唯一标准。我们认为,上述问题如何从理论与实践的结合上,努力运用现代科学手段深入研究,对发掘中医药学的伟大宝库,是一项重要的课题。(《范中林六经辨证医案选》)

二、多方合用

张仲景设四逆汤是主治少阴阳虚阴寒证的重要基础方,根据四逆汤(若药房无生附子,可用生川乌、生草乌代替)方药组成特点,不仅能主治少阴阳虚阴寒证,更能治疗诸多疼痛病症。

◎案（四逆汤与麻黄汤合方辨治头痛）

李某,女,38 岁。2007 年 7 月 21 日初诊。主诉:有 15 年血管神经性头痛病史,每天必须服用止痛类西药才能缓解疼痛,也多次服用温阳散寒类中药,可治疗效果不明显,近因朋友介绍而前来诊治。症见:头痛如刺,遇寒加重,夏天必裹头巾,口干不欲饮水,倦怠乏力,舌淡红,苔薄白,脉沉。中医诊断为头痛。辨证属于阳虚寒凝。治当温阳散寒,通络止痛,给予四逆汤与麻黄汤合方加味。

处方:生川乌 6g,生草乌 6g,干姜 5g,麻黄 10g,桂枝 6g,白芍 12g,杏仁 15g,人参 10g,炙甘草 6g。6 剂,每日 1 剂,第 1 次煎 50min,第 2 次煎 20min,合并药液,每天分 3 服。

二诊:头痛减轻,继服前方 6 剂。

三诊:头部怕冷好转,继服前方 6 剂。之后,复以前方治疗 20 余剂,诸症悉除。随访半年,头痛未复发。

按 根据头痛如刺、遇寒加重辨为寒凝,再根据口干不欲饮水辨为阳虚不能蒸腾,以此辨为阳虚寒凝头痛证,因倦怠乏力辨为夹有气虚,选用四逆汤与麻黄汤合方加味。方中生川乌、生草乌,攻逐阴寒,通络止痛;干姜温暖脾胃,生化气血,助生川乌、生草乌散寒止痛;麻黄、桂枝,通经散寒,透寒外达;杏仁降泄浊逆,兼防温散太过;白芍缓急止痛;人参益气补虚助阳;炙甘草益气和中,缓解生川乌、生草乌峻猛及毒性。方药相互为用,以取得治疗效果。

◎案（四逆汤与苓桂术甘汤合方辨治心痛）

姬某,男,54 岁。2007 年 4 月 14 日初诊。主诉:有多年心痛病史,曾多次检查,提示冠心病、心肌缺血,可心痛症状没有达到有效控制,近因心痛加重而前来诊治。症见:心前区剧烈疼痛,自觉寒气直入心中,即使在夏天也是如此,夜间加重,胸背沉闷,舌淡,苔白厚腻,脉沉弱。中医诊断为胸痹。辨证属于阳虚寒凝痰湿。治当温补阳气,散寒除湿。给予四逆汤与苓桂术甘汤合方加味。

处方:生川乌 6g,生草乌 6g,干姜 5g,茯苓 12g,桂枝 10g,白术 6g,花椒 6g,薤白 24g,炙甘草 6g。6 剂,每日 1 剂,第 1 次煎 50min,第 2 次煎 20min,

合并药液,每天分 3 服。

二诊:心痛减轻,继服前方 6 剂。

三诊:胸背沉闷好转,继服前方 6 剂。

四诊:心痛次数减少、程度减轻,胸背沉闷消除,继服前方 6 剂。之后,继服前方治疗 12 剂,诸症悉除。随访 1 年,心痛未发作。

按 根据心痛、自觉寒气直入心中辨为寒凝,再根据胸背沉闷、苔白厚腻辨为痰湿,以此辨为阳虚寒凝痰湿证,选用四逆汤与苓桂术甘汤合方加味。方中生川乌、生草乌,攻逐阴寒,通络止痛;干姜温暖脾胃,生化气血,助生川乌、生草乌散寒止痛;茯苓健脾益气,渗湿祛痰。桂枝温阳化气,散寒通经;白术健脾燥湿;花椒温阳散寒止痛;薤白通阳开胸止痛;炙甘草益气和中,缓解生川乌、生草乌峻猛及毒性。方药相互为用,以取得治疗效果。

◎案(四逆汤与桂枝人参汤合方辨治胃痛)

郑某,男,62 岁。2008 年 5 月 10 日初诊。3 年前出现痉挛性胃痛,只有服用止痛类西药才能缓解,曾服用中药也未能取得预期治疗效果,近因胃痛发作次数增多而前来诊治。症见:胃痛剧烈,食凉或遇冷诱发,痛则恶心、呕吐,大便干结且四五日一次,神疲乏力,舌质淡,苔薄白,脉沉弱。中医诊断为胃痛。辨证属于阳虚寒凝。治当温阳散寒,益气止痛。给予四逆汤与桂枝人参汤合方加味。

处方:生川乌 6g,生草乌 6g,干姜 5g,人参 10g,桂枝 12g,白术 10g,大黄 3g,花椒 10g,炙甘草 12g。6 剂,每日 1 剂,第 1 次煎 50min,第 2 次煎 20min,合并药液,每天分 3 服。

二诊:胃痛减轻,继服前方 6 剂。

三诊:胃痛未再发作,继服前方 6 剂。

四诊:大便恢复正常,继服前方 6 剂。

五诊:诸症悉除,为了巩固疗效,继服前方 6 剂。随访半年,胃痛未再发作。

按 根据胃痛、食凉或遇冷加重辨为寒凝,再根据神疲乏力、脉沉弱辨为气虚,因大便干结且四五日一次辨为寒结,以此辨为阳虚寒凝胃痛,选用四逆汤与桂枝人参汤合方加味。方中生川乌、生草乌,攻逐阴寒,通络止痛;干姜温暖脾胃,生化气血,助生川乌、生草乌散寒止痛;桂枝温阳化气,散寒通经;人参、白术,健脾益气;花椒温阳散寒止痛;少用大黄既能通下便结,又能兼防温热药伤阴;炙甘草益气和中,缓解生川乌、生草乌峻猛及毒性。方药相互为用,以取得治疗效果。

◎案(四逆汤与大黄附子汤合方辨治腹痛)

余某,女,56岁。2007年8月18日初诊。主诉:10余年慢性阑尾炎病史,常常急性发作,虽经治疗但未能取得预期治疗目的,近因阑尾炎急性复发而前来诊治。症见:右少腹剧烈疼痛且拒按,口干不欲饮水,倦怠乏力,大便干结且五六日一次,舌质暗红,苔薄白,脉沉弱。中医诊断为腹痛。辨证属于阳虚寒凝。其治当温阳散寒,通便止痛。给予四逆汤与大黄附子汤合方加味。

处方:生川乌6g,生草乌6g,干姜5g,大黄10g,制附子15g,细辛6g,桃仁12g,白芍12g,炙甘草12g。6剂,每日1剂,第1次煎50min,第2次煎20min,合并药液,每天分3服。

二诊:大便通畅,腹痛止,继服前方6剂。

三诊:疼痛未再发作,继服前方6剂。

四诊:诸症悉除,继服前方6剂。

五诊:为了巩固疗效,继服前方6剂。随访1年,一切正常。

按 根据腹痛、口干不欲饮水、苔薄白辨为寒凝,再根据神疲乏力、脉沉弱辨为气虚,因大便干结且五六日一次辨为寒结不通,以此辨为阳虚寒凝腹痛,选用四逆汤与大黄附子汤合方加味。方中生川乌、生草乌,攻逐阴寒,通络止痛;干姜温暖脾胃,生化气血,助生川乌、生草乌散寒止痛;制附子温壮阳气,散寒止痛;细辛温阳散寒止痛;重用大黄既通下便结,又兼防温热药燥化伤阴;桃仁活血化瘀止痛;白芍缓急止痛;炙甘草益气和中,既能助白芍缓急止痛,又能缓解生川乌、生草乌峻猛及毒性。方药相互为用,以取得治疗效果。

◎案(四逆汤与当归四逆汤合方辨治手指疼痛)

杨某,女,59岁。2008年1月5日初诊。主诉:15年手指疼痛病史,多次服用中西药,虽缓解疼痛,但仍未达到治疗目的,近因手指疼痛加重而前来诊治。症见:手指剧烈疼痛,手指指端及关节未有肿胀及变形,遇凉疼痛加重,手指略有麻木,伴有头晕目眩,舌质淡红,苔薄白,脉虚弱。中医诊断为痹症。辨证属于阳虚寒凝。治当温阳散寒,通经止痛。给予四逆汤与当归四逆汤合方加味。

处方:生川乌6g,生草乌6g,干姜5g,当归10g,白芍10g,细辛10g,桂枝10g,通草6g,大枣25枚,乳香10g,没药10g,炙甘草12g。6剂,每日1剂,第1次煎50min,第2次煎20min,合并药液,每天分3服。

二诊:手指背疼痛略有减轻,继服前方6剂。

三诊:手指麻木略有好转,继服前方6剂。

四诊:头晕目眩止,继服前方6剂。

五诊:手指疼痛基本解除,为了巩固疗效,继服前方25剂。随访半年,一切正常。

█ 按　根据手指疼痛遇冷加重辨为寒凝,再根据手指麻木、头晕目眩辨为血虚,因苔薄白、脉虚弱辨为阳虚,以此辨为阳虚寒凝手指疼痛,选用四逆汤与当归四逆汤合方加味。方中生川乌、生草乌,攻逐阴寒,通络止痛;干姜温暖脾胃,生化气血,助生川乌、生草乌散寒止痛;当归活血补血;白芍益血缓急止痛;桂枝、细辛,温阳通经,散寒止痛;通草通利血脉,兼防温热药燥化;乳香、没药,活血行气止痛;大枣、炙甘草益气和中,既能助白芍缓急止痛,又能缓解生川乌、生草乌峻猛及毒性。方药相互为用,以取得治疗效果。

三、四逆汤在《伤寒论》中之运用

1. 误治伤阳,先补少阴阳气

《伤寒论》第29条所论述的是在阴阳俱虚基础上的太阳病表虚证,本不可发汗,但却误用治疗伤寒表实证的方法来"重发汗",使阳气损伤更加严重,不仅会出现四肢厥逆,还可能出现下利,此时温补中焦的甘草干姜汤已不能胜任,故加入附子而成四逆汤以温下焦肾阳,防止阳气继续耗散。

2. 表里同病,表热里寒,先补少阴阳气

表里同病之时,外有表证之发热,内有里证之虚寒,应先补在里之少阴

阳气。第 91 条阐述的是，太阳病表证误下后，出现下利清谷，表证仍未解（身疼痛），当先救里，救里宜四逆汤，先温补少阴肾阳。少阴阳气得补（清便自调），再用桂枝汤补益脾胃而使营卫和、邪气去。第 92 条指出，病发热头痛为表证，应脉浮，但脉反沉，知其乃少阴阳虚，虚人不可发汗，恐发汗进一步损伤阳气，故先救其里，用四逆汤温补肾阳。第 225 条为阳明病，患者脉浮而迟，表热里寒，下利清谷，可知是表证之热兼有阳虚里寒，应先温补肾阳，与第 91 条颇为类似。第 372 条说明厥阴病中，下利腹胀满，身体疼痛之表里同病，也应用四逆汤先温其里。

另外，《伤寒论》在论述三阳三阴病之后论述了寒邪所致胃肠气机逆乱的霍乱，也多呈现为一种表里同病的状态，也有表热里寒的情况。这种由寒邪所致之霍乱，发病之初就可以出现"发热，恶寒"的外热。在中焦阳虚、呕吐下利基础之上，出现了"手足厥冷"，或出现"脉微欲绝"，说明病及下焦，故用四逆汤治疗。同时，寒邪引起的霍乱，起病之初有无表证，对于阳气虚弱的判断非常重要：若起病之初无表证，为纯阴里寒下利之证，则阳气会很快消亡；若起病之初有表证，说明阳气还可以与邪气相搏于表而不至于亡绝，所以会出现或手足厥冷或脉微欲绝，而不是两者同时出现的亡阳之证。若出现亡阳，则阳气无力抗邪于外，就不会有表证之外热，如第 390 条："吐已下断，汗出而厥，四肢拘急不解，脉微欲绝者，通脉四逆加猪胆汤主之。"

3. 太阴阳虚寒盛，预补少阴阳气

第 277 条太阴病虚寒下利，表现为自利不渴，仲景恐进一步伤及肾阳，故用四逆辈（指四逆汤一类的方剂，包括理中汤等方）来预补少阴阳气，所谓"不治已病，治未病"。这些方中均有温补少阴肾阳之附子，意为用先天补后天。

4. 少阴阳虚初起，先补少阴阳气

伤寒病过程中，阳气的状态十分重要。当病及少阴肾阳、阳气不足时，若不及时治疗，则会有阳亡而绝之虞，故在少阴病初起或兼有其他证候时，要先补少阴阳气。第 323 条中，脉沉只是一般里证的表现，与脉微的阳气虚弱明显不同。本条强调少阴病之阳虚不可等闲视之，只要出现脉沉，未见脉

微,就可以用急温的方法,先补少阴阳气,宜四逆汤。可见,病至少阴,在阳虚证候并不明显时,仲景恐人忽略此证或无法判断而失去温补肾阳的时机,造成阳衰阳亡甚至死证,故言"急温之"。第 324 条讨论的是少阴伤寒的夹杂证。一是患者素体有痰实在胸(胸中实)夹杂少阴伤寒不可下,当吐之;一是"膈上有寒饮"夹杂少阴伤寒,以阳气不足为主,不可用吐法继续伤阳,应用四逆汤急温之。从中我们可以看出,四逆汤在此处也是用于少阴阳虚的一般状态。

5. 厥阴阳退阴进,当补少阴阳气

厥阴病以阴阳进退、寒热错杂为特点。厥阴病中,若来复之阳气能胜阴寒,则疾病向好的方向发展;若来复之阳气不足,不能胜阴寒,则阳退阴进,后退至少阴,用四逆汤温补少阴阳气。一般认为,第 353 条、第 354 条所言为"厥逆"的同时,出现阳气欲脱的"大汗出"和虚阳外越的"热不去"。但按照四逆汤在少阴病篇的治疗来看,四逆汤并非用于虚阳外越之证,治疗虚阳外越应用通脉四逆汤。可见此处"大汗出"及"热不去"当属发汗后,表热不解。大汗伤阳,以致阳气无来复之力,阳退阴进,虽有表热不解,仍当先温其里,宜四逆汤。

6. 少阴阳虚证之一般发展规律

第 281 条:"少阴之为病,脉微细,但欲寐也。"本条是少阴病的提纲证,揭示了少阴病的基本发病特点。"脉微细"为少阴病脉象的特点。王叔和指出"微脉,极细而软,或欲绝,若有若无","细脉,小大于微,常有,但细耳"。说明微脉已兼细意,脉微与细并举,意在强调脉微而非脉细。脉微是阳气虚弱的表现,此时阳气无力运行气血津液,无力鼓动脉道。当脉微到严重状态时,仲景则言"脉微欲绝"或"脉不至"。"但欲寐"道出了少阴病整体状态的特点。生理状态下,人之寤寐是卫气行于阳和行于阴的反映。《灵枢·大惑论》认为卫气出于阳,则目张而寤。入于阴,则目瞑而卧。但患者却在白天应卫气出于阳时欲寐,说明卫气已虚不能主事。卫气为阳气之用的一般表现,而人体一身之阳根于少阴。少阴阳虚,阳气不振,卫气便不足,所以神疲而但欲寐。因此从表面上看为卫气不足,实际上是一身阳气之根本受损而

致。故"脉微细,但欲寐"反映的是阳气虚弱的状态,仲景在"少阴病"篇指出少阴病的主要特点在于少阴阳虚。少阴虚弱之阳若不能得到及时温补,则会进而发展为阳虚阴盛、阳气欲脱,甚至阳亡而绝。阳虚初起及阳虚阴盛之时,应及时温补少阴肾阳,防止阳虚进一步发展;到阳气欲脱时,则应回阳救脱,免于阳亡的危险;若至阳亡而绝,则为死证。

7. 阳虚初起或阳虚阴盛,当温阳散寒

第 282 条"少阴病……但欲寐"提示病变已属少阴阳虚。虽然阳虚,但阳气尚可以抗邪,故"欲吐不吐,心烦",为正邪交争的表现,属于少阴阳虚受寒,正邪交争,尚未形成典型之少阴阳虚阴盛之证候。在少阴阳虚初起,或阳虚阴盛之"少阴病形悉具"的一般状态中,即当以四逆汤温阳散寒以补少阴之肾阳,而不可坐视其进一步发展。第 323 条所言"少阴病,脉沉者,急温之,宜四逆汤",正是见微知著、防微杜渐的治疗体现。

8. 阳亡欲脱,当回阳救脱

当少阴病阳虚进一步发展阳亡欲绝之时,就非四逆汤温阳散寒所能治,而需要用回阳救脱之法,以温热之药大补肾阳以散寒,使欲脱之阳回藏于肾中,以恢复其封藏之性。在《伤寒论》中,由少阴阳虚阴盛的一般状态发展为阳亡欲脱有 2 种表现形式:一是由但欲寐而不烦发展为烦躁不得卧寐,如原文第 300 条所述;二是由脉微、下利清谷、四肢厥冷发展为脉微欲绝、下利清谷、四肢厥冷而身反不恶寒、面色赤之"里寒外热"证,如原文第 317 条所言。针对少阴阳亡欲绝的 2 种不同状态,虽然《伤寒论》中采用茯苓四逆汤(69条)、干姜附子汤(61 条)和通脉四逆汤(317 条)予以不同的治疗,但其回阳救脱之治疗原则是一致的。

9. 阳亡而绝

阳亡而绝,是少阴阳虚发展的终极,所以,属于不治或死证。少阴病篇第 295 ~ 300 条论及少阴阳亡而绝,从相关条文之论述看,少阴阳亡而绝的表现方式虽然有所不同,但其结果相同。少阴肾中所藏之真阳为一身阳气之根,故伤寒病过程中,一旦出现少阴阳虚的征兆或少阴阳虚阴盛的一般表现,即应及时以四逆汤温补肾阳,四逆汤所能发挥的治疗作用也正在于此。

若阳气继续受损而出现虚阳外越欲脱,就必须回阳救脱,否则就会导致阳亡而绝之死证。

从方剂配伍异同看四逆汤仅为温阳散寒之剂。《伤寒论》回阳救脱之方中,茯苓四逆汤是在四逆汤基础上,加茯苓、人参以安神,人参亦助四逆汤益气以壮阳,治疗少阴阳虚烦躁的一般状态;干姜附子汤即四逆汤去甘缓之甘草,并顿服以增药效使外越之虚阳归于肾中,用于少阴阳虚烦躁之重证;通脉四逆汤则是加大附子、干姜用量,增强温补之力以回阳。可见从方剂配伍及用量方面看,四逆汤仅为温阳散寒之剂,而无回阳救脱之功。

10. 小结

通过上述几个方面的探讨,可以清楚地看到,少阴阳虚证的一般发展规律分为阳虚初起或阳虚阴盛、阳亡欲脱和阳亡而绝 3 个不同阶段。温阳散寒用于阳虚初起或一般状态,而回阳救逆则用于虚阳外越欲脱的阳虚重证(阳亡欲脱),两者有明显的程度差异。在理论上正确认识四逆汤所具有的"温阳散寒"的治疗作用,无疑将会对其在临床上的正确使用有积极的指导意义。

第二章　四逆汤临证思维

第一节　临证要点

四逆汤源于张仲景的《伤寒论》,其中第 29 条曰"伤寒脉浮,自汗出,小便数,心烦,微恶寒,脚挛急……若重发汗,复加烧针者,四逆汤主之。"《金匮要略》中亦有记载:"呕而脉弱,小便复利,身有微热,见厥者,难治,四逆汤主之。"将一枚附子与一两半干姜,二两炙甘草以三升水煎煮至一升,去滓后温服。附子为四逆汤组方中的君药,被誉为"回阳救逆第一品药",性辛热,直补坎中真阳,回阳救逆;干姜为臣药,以其辛温而散,迎阳归舍;甘草以其味甘性缓,益气温中,调和诸药,为佐使药。

四逆汤具有回阳救逆的功效,主治四肢厥逆,神衰欲寐,面色苍白,恶寒蜷卧,腹痛下利,呕吐不止;临床常用于治疗心力衰竭、心肌梗死等。

第二节　与类方的鉴别要点

四逆汤类方的代表性方剂有四逆加人参汤、茯苓四逆汤、干姜附子汤、通脉四逆汤、通脉四逆加猪胆汤以及真武汤等,以上方剂中均用到姜和附子。

四逆汤由甘草、干姜、附子组成,为辛甘大热之剂,具有回阳救逆之效,主治四肢厥逆、下利清谷、腹内拘急之寒厥等症。

若利止病不解而见恶寒脉微者,在四逆汤基础上加人参,即四逆加人参汤,用于回阳救逆,益气养阴。

若下后复汗,阳气暴虚,见昼日烦躁不得眠,夜而安静,脉沉微之症,则用四逆汤去甘草,即干姜附子汤,并顿服,以求药专力捷,急救回阳。

若汗下后,阴阳两虚、以阳虚为主兼有水气内停而出现心神不宁,烦躁者,用四逆汤加茯苓人参,即茯苓四逆汤,以回阳救逆,健脾宁心利水。

若阴寒内盛,格阳于外,而症见面赤,身反不恶寒,下利、肢厥、脉微者,于四逆汤中倍干姜,并加重附子用量,即通脉四逆汤,以求大剂回阳救逆,通达内外。

若病情再进一步发展,吐利止而诸症不解,在通脉四逆汤基础上加猪胆汁咸寒反佐,导阳入阴,一者以防其格拒,二者以防阳药伤阴。若肾阳虚衰,水气泛滥而致心下悸,身瞤动,振振欲擗地者,用真武汤治疗。临证之时,只要有用此方之指征,即可择其而用。

①四逆汤的主症:手足厥冷,恶寒,蜷卧欲寐,下利清谷,脉微细,或脉沉(微)。或见症:呕吐,发热。

②四逆加人参汤的主症:恶寒,脉微而复利,利止。

③茯苓四逆汤的主症:烦躁,兼证手足逆冷,恶寒,下利清谷,心悸、脉微细等。

④干姜附子汤的主症:昼日烦躁不得眠,夜而安静、脉沉微。

⑤通脉四逆汤的主症:下利清谷,里寒外热,身反不恶寒,手足厥逆,脉微欲绝。或见症:腹痛、干呕、咽痛、利止脉不出、面色赤。

⑥通脉四逆加猪胆汤证的主症:汗出而厥,四肢拘急,脉微欲绝。

⑦真武汤的主症:心下悸,头眩,身瞤动,振振欲擗地。

肾阳为一身阳气之根,疾病的危重阶段,均可出现损伤阳气的表现,阳回则生,阳散则死。四逆汤及其类方,乃仲景专为救治阳气而设,在生死存亡的危急时刻,用之得当,则可回阳救逆、起死回生。阳虚格局之形成,有因表病传里,有因寒邪直中,有因表里同病而致,有因汗、吐、下等误治而成,患者体质亦有偏阴偏阳之异,故同为阳虚,仍有阳损及阴、格阳于外、格阳于上、阳不入阴、阳不化气利水之不同。此为四逆汤及其类方临床应用之病理基础。

第三节　临证思维与加减

一、现代临床应用规律研究

1. 峻补心阳,回阳救逆

四逆汤为强心主剂,四逆汤方加减可挽垂绝之阳,救暴脱之阴。凡内科、外科、妇科、儿科、各科危重急症,导致阴竭阳亡,元气暴脱,生命垂危,症见冷汗淋漓,四肢冰冷,面色㿠白或萎黄、灰白,唇、舌、指甲青紫,口鼻气冷,喘息抬肩,口开目闭,二便失禁,神志昏迷,气息奄奄,脉象沉微迟弱或散乱如丝,现代临床上属病危的心力衰竭、休克等危急重症及各种急慢性心功能不全、冠心病、心律失常,辨证属心阳虚衰所致者,均可用四逆汤加减以峻补心阳,回阳救逆。

2. 温肾回阳,化气利水

"饮入于胃,游溢精气,上输于脾,脾气散精,上归于肺,通调水道,下输膀胱,水精四布,五经并行……"水液的正常代谢,与脾的升清,肺的宣降,膀胱的气化,三焦的决渎密切相关,与肾中阳气的蒸腾气化关系尤为密切,肾中阳气充足,脾肺膀胱功能正常,则水液代谢正常。若肾阳失于蒸化,则脾失升清,肺失宣降,三焦不利,水饮内停。饮留肠胃属痰饮,停于胁属悬饮,支撑胸膈为支饮,溢于肌肤为溢饮。"病痰饮者,当以温药和之"。气行则水行,气停则水停,温阳利水为治疗水湿内停的总则。现代医学中,不管是全身性水肿诸如肾源性、心源性水肿或局限性水肿诸如脑积水、心包积液、关节腔积液以及原因未明的水肿（特发性水肿），只要是辨为阳虚水湿停聚的，均可用四逆汤类方加减以温肾回阳、化气利水。

3. 温经散寒，祛湿止痛

"风寒湿三气杂至，合而为痹也。其风气胜者为行痹，寒气胜者为痛痹，湿气胜者为著痹也。"血液的运行需阳气的推动，血得温则行，遇寒则凝，"痛则不通，通则不痛"阳气不足，推动乏力，经脉不畅，闭塞不通，则出现痛症，以附子为君药的四逆汤类方能温经通络，散寒止痛。故现代临床上风湿性疾病、类风湿、雷诺综合征、骨质疏松症、痛经、头痛等各种痛证，只要辨为阳虚寒凝，经脉不通，均可用四逆汤类方加减以温经散寒、祛湿止痛。

4. 温阳益气，固脱摄津

气能行津，也能摄津。阳气既能推动津液在体内循行代谢，也能固摄防止其溢出脉外。现代临床上汗液、唾液等体液外溢均可用四逆汤加减以温阳固脱。

二、类方加减剂应用

四逆汤为四逆汤类方的核心方，余方均以四逆汤为基础，在药量与药味等方面或加或减。寒邪始伤北方，阳气不得升达于外，表现为阴寒之象，进一步发展则致"水寒龙火飞"，水中温气不足，真阳不得安居于下而外越。故四逆汤之外证有寒也有热。方中附子通行十二经脉，破北方之寒邪，疏通圆运动之轮；干姜、炙甘草同主中州，顾护中气，定圆运动之轴。四逆汤应用范围广泛，在《伤寒论》原文中就有多处涉及，后世医家医案多见记载，用于治疗霍乱、恶寒、疟、泄泻、呕吐等，现代多用于治疗心脏病、血压异常、休克、高脂血症、肾炎、梅尼埃病等。

四逆加人参汤本因北方寒邪过重，复因过度下利导致津液损伤，津液、血、精均为阴性物质，可知亡阳液脱已伤五脏之精，乃圆运动北方病机之"水寒龙火飞"和"水浅不养龙"并存。四逆加人参汤由四逆汤原方加人参组成，人参可以"补五脏，安精神，定魂魄"，五脏藏精气而不泻，精神魂魄为五脏所藏,故人参可补五脏之精。方中用四逆汤破北方之阴寒,人参通过固护后天之本及收敛五脏之气来生津液,加强圆运动降的力量,阳降阴生,共同恢复机体之圆运动。

四逆加人参汤主要应用于霍乱病,也见用于治疗中暑及咳嗽兼目病,现代主要用来治疗冠心病、心绞痛及心肌缺血。

通脉四逆汤乃四逆汤加量,附子一枚选用大者,干姜增加至三到四两,炙甘草维持原量。附子力能破北方之寒邪,干姜入中土,亦能温化寒湿。从药量的使用来看,通脉四逆汤乃四逆汤类方中寒邪最重者,原文中"脉微欲绝"提示阴寒极盛,阳气几近寸步不得流通。其病机与四逆汤类似,均为阴寒内盛,逼阳外越,然该证在内之阴寒更盛于四逆汤证,且中土亦有寒湿之邪,故加重干姜、附子药量,且干姜为君,与附子一起温通经脉,与炙甘草一起固护中土。整个方作用在北方兼顾中央,共同起到破阴回阳、恢复全身之圆运动的作用。临床上通脉四逆汤主要应用于霍乱、雷诺综合征、病窦综合征等。

通脉四逆加猪胆汁汤乃通脉四逆汤之证病势加剧,亡阳之端倪已现。本方由通脉四逆汤加猪胆汁组成,猪胆汁性苦寒,可使将亡之阳收敛下降,并助热药顺其下降之势而下降,偷渡上焦,进入中焦发挥破阴寒的作用。

干姜附子汤由干姜、附子两味药组成,也即四逆汤原方去炙甘草。甘草经蜂蜜炼制以后,温行之中带有柔润,乃补中圣药。本证因太阳病误治导致的阳气骤虚,寒邪虽重而中气未伤,故无须使用炙甘草。干姜、附子皆辛热燥烈之品,可以攻破寒邪,乃阴寒内盛证之良药。寒邪得破,阳气得升,内外交通,症状乃除。本证寒邪重、症状急而中气亦足,故在临床上多用于急救。如治疗各种急性病后期之虚脱者,亦可用于心力衰竭所致水肿、肝硬化腹水、肾炎浮肿、感染性休克等而见本方证者。

白通汤乃四逆汤减炙甘草加葱白。方中无炙甘草可推知本方亦以阴寒内盛为主,中气尚足。葱白性温而味辛,可开寒闭,其气又具轻清上行之性,故作用部位对应于人体之外部、上部。白通汤之主症为下利,下利乃木气郁滞、盗泄于下之外在表现。木气不得有序升发,不仅因北方水寒化生无源,更因南方寒闭不得宣通,木郁不能化火。方中干姜、附子破北方之寒邪,葱白开南方之寒闭,阴阳之气上下交通而愈疾。临床上多应用该方治疗颜面水肿、失眠、高热、更年期综合征、真心痛等属于少阴戴阳证者。

白通加猪胆汁汤乃白通汤加猪胆汁、人尿,加味药的应用与通脉四逆汤加猪胆汁相似,用于白通汤证现亡阳之端倪者。猪胆汁、人尿收敛将亡之阳,同时可助热药下潜以破寒邪,防止虚热与热性药格拒不受。

当归四逆汤证之四肢厥逆,乃寒邪痹阻经脉,阳气不得温煦所致。与上文讨论之四逆汤类方相比较,当归四逆汤证除北方寒邪过盛之外,病深入血络,阴分亦伤,"脉细欲绝"即为明证。与通脉四逆汤之"脉微欲绝"相比,本方侧重血分之虚,同时寒凝与血虚形成恶性循环。用药上重点采用当归、白芍等入血分药,当归荣润、升达肝木,白芍破血分之瘀滞,并用木通、细辛等温化寒邪、疏通经脉。本方应用范围颇广,现常用于治疗肢端发绀、血栓闭塞性脉管炎、雷诺综合征、糖尿病周围神经病变等。

当归四逆加吴茱萸生姜汤于原方中加吴茱萸、生姜、清酒,用于内有久寒之当归四逆汤证,久寒者,血虚寒痹更甚,故加用通行温热之药物。

真武汤乃水土两虚、土不制水、水气上犯之证。中土水湿泛滥为主,北方水寒为次。水饮邪气得以上犯中土,因水寒木枯,木气不能有序升发,郁而疏泄过度,阴浊之气附之而上。方中重用生姜镇摄群阴,助阴浊之气下行,同时用茯苓淡渗利湿,使寒邪所化之水有路可去,辅以附子化北方之寒,镇水、利水与破寒并施,土有所生,水有所主。临床常用本方治疗慢性肾小球肾炎、肾病综合征、尿毒症、心源性水肿、充血性心力衰竭、羊水过多等属阳虚水泛者。

三、展望

四逆汤经过两千多年的临床运用,通过大量的临床案例及实验研究证明其有确切的疗效。心脏病是临床高发疾病,发病率高,死亡率也高,而四逆汤恰恰在对心脏病的治疗与预防方面有着很好的效果。我们要充分利用现代的科技手段优化其剂型,降低附子的毒性,并按照辨证论治的精神,对其适当进行加味,找出本方的最佳剂量及配比关系,使其在心脏病的急救和预防方面及其他疑难病症的治疗中,充分发挥其应有的作用,能更好地为人类健康服务。

在21世纪初的10年中,四逆汤的实验研究大多集中在强心、抗休克、调节血压方面,四逆汤的临床运用也大多集中在治疗心脏病及抗休克方面。这也充分证明了《伤寒论》中用来救急温里,治疗少阴心肾阳虚证的科学性。急性心肌缺血合并休克对人体危害巨大,发病率呈逐年上升趋势,现代医学在这方面取得了很大的成果,但是病死率仍然居高不下,复发率也非常高,尤其在减少疾病的复发率和提高患者的生活质量,降低长期服用药物的毒副作用方面还有一定的不足。四逆汤对保护心肌细胞,增加心肌收缩力,减少冠心病复发率有很明显的效果,因此有必要对四逆汤进一步地开发利用,建立完整的四逆汤运用体系。重点在以下几点。

首先,四逆汤在临床运用大多为汤剂,对于急救来说非常不便,而且煎药需要一定的时间,这会使抢救错过最佳的治疗时机,所以对于急救来说要找出一种方便快捷有效的新剂型如针剂、注射液、口服液等。

其次,最近中药安全性受到广泛的关注,龙胆泻肝丸等含有有毒成分的药物受到广泛的质疑,本方中的附子在《神农本草经》中就记载有大毒,因此降低附子的毒副作用就成了推广运用本方的关键性问题。原方中使用的是生附子,为了减轻其毒副作用,扩大其应用范围,后世医家在运用本方时一般选用炮制过的附子。附子的毒性成分主要为乌头碱,其可通过加热水解法减毒,要运用控温、控压、水解提取法完成乌头碱的水解稳定过程,实验证明此工艺不仅达到附片的原有疗效而且达到安全、稳定、可控增效的目的。还要找出本方的最佳剂量及配比关系,从而达到安全高效的目的。

最后,本方组成过于简单,对于疾病的治疗和预防方面有一定的局限性,为了更加贴近临床,应遵仲景之法,根据中医辨证论治的理论和患者体质,总结临床经验,对本方进行适当加味,这样既可以扩大本方的运用范围,又能提高临床疗效,经过加味的四逆汤更适合在临床上推广使用。

第四节 四逆汤临床运用注意事项

一、剂量

伤寒论原方为:甘草二两(炙),干姜(一两半,强人三两),附子(一枚生用,去皮破八片,强人可大附子一枚)。现代药典规定甘草2~10g,干姜6~9g,附子3~15g。生附子一枚,以生药入药,古今附子在形态大小上应差别不大。小者一枚15g,大者20~30g,取中等大小者约为20g。假定生附子之毒性与药效为制附子两倍以上,则伤寒论原方每剂所用附子相当于现代制附子40~60g,如果用大附子则为90g。按考古已有定论的汉代度量衡折算1两=15.625g,炙甘草约为30g,干姜为23~46g。吴佩衡、范中林、卢崇汉、李可等善用附子的临床大家附子剂量一般在30g(病轻)~100g(病重)~200g(病危重)。应该注意,上述附子剂量均为汤药剂量,并非丸散剂量。

二、煎煮服药方法

汉代煎法:原方三味,以水三升,煮取一升二合,去滓,分温再服。汉代煎法是一次煎好,分2次服用,水量折合现在是600ml,煎取出240ml。

李可老中医的煎煮法:病势缓者,加冷水2 000ml,文火煮取1 000ml,5次分服,2小时1次,日夜连服1~2剂,病势危急者,开水武火急煎,随煎、随喂,或鼻饲给药,24小时内,不分昼夜频频喂服1~3剂。

卢崇汉的煎煮方法:先用流水浸泡2小时后再煎煮,卢氏认为,现在某些附子的制作工厂为了降低加功成本,使用了有毒的化学制剂浸泡附子脱皮,导致大量的有毒物质残留在附子里。先浸泡2小时是不得已而为之。附子超过15g一律先煎,附子先煎2小时,这2小时是从煮开后计时,2小时以后尝之不麻了,就可以放其他药,再煎半小时即可。水要一次性加够,患者实在掌握不了火候,水少了,一定要加开水,这是头煎。第二煎也是开后半小时,第三煎同第二煎。一般将三道药混合起来分3次服,一定要温服。

三、服药禁忌

忌口是保证疗效的一个不可少的因素,按照卢门(卢崇汉)的经验,服温热药一定要忌口。忌口有两方面:一个是绝对要忌生冷寒凉,因为附子是扶阳的,所以一切损阳的因素都要去掉,这才能保证疗效。另外一个是要忌辛燥。为什么辛温扶阳还要忌辛燥呢?卢氏做了一个比喻,附子以及其他的辛温扶阳药就像汽油一样,它是动力之源,但是如果你吃了辛燥的东西、煎炒的东西,那就像丢了一个火星到油里面,油马上就会烧起来,就会引起上火,所以辛燥的也要忌。

四、附子中毒本质及表现

中毒本质:附子中含有双酯型二萜类生物碱,而且具有强烈毒性,其中乌头碱毒性最强,能麻痹呼吸中枢和血管运动中枢,致心律不齐,最后导致心跳停止而死。对人的致死量为 $3\sim5mg$,与 $0.15\sim1g$ 生药相当。

中毒表现:①神经系统表现为口舌、四肢及全身麻木、头痛、头晕、精神恍惚、语言不清或小便失禁,继而四肢抽搐、牙关紧闭、呼吸衰竭等。②循环系统表现为心悸气短、心律失常、血压下降、面色苍白、口舌发绀、四肢厥冷等。③消化系统表现为流涎、恶心、呕吐、腹痛、腹泻、肠鸣音亢进。

五、减毒方法

乌头碱又叫作双酯生物碱,这个双酯生物碱就是附子毒性主要的一种生物碱,但是双酯生物碱是一个不稳定的生物碱,它可以通过加热水解,去掉一个酯基后水解为苯甲酰乌头碱,它的毒性就只是原来乌头碱的1/200,如果再进一步加热,再去掉一个酯基,就变成了氨基醇类生物碱,又叫作乌头胺,它的毒性就又降到原乌头碱的 1/2 000,此时已不会引起中毒反应了,且回阳救逆的功效保存完好。附子的减毒就是靠加热,水解,使用附子就一定强调煮透,所以有"附子不在制透而在煮透"之说。

六、中毒解救

清除毒物,在无惊厥及严重心律失常情况下,反复催吐、洗胃。

肌内注射阿托品 0.5 ~ 1.0mg,根据病情决定注射数次。如未见症状改善或出现阿托品毒性反应,可改用利多卡因静脉注射或静脉滴注。

对呼吸衰竭、昏迷及休克等垂危患者,酌情对症治疗。

中药治疗可用绿豆、甘草、生姜等煎汤内服。

吴佩衡认为:附子中毒,可以再服四逆汤以解其毒。现在的研究结果表明,四逆汤是强心的。乌头中毒出现心力衰竭而死,强心和心力衰竭本身就是拮抗。四逆汤给中毒患者服用,是纠正心力衰竭,抢救患者最好的解药。

第三章　临床各论

第一节　循环系统疾病

一、心律失常

心律失常是心血管疾病常见的临床表现形式,尤其是室性心动过速、心室颤动等恶性心律失常,不但加重原有心脏疾病,还可诱发心源性猝死。

缓慢性心律失常属于中医的心悸、怔忡、晕厥、厥脱的范畴,其病位在心,病本在肾,心肾阳虚是本病的共同病理基础。元阳衰惫、心阳不振、气虚痰瘀、水邪丛生为其主要病机。心阳不振、命门火衰,温运推动无力,血行迟滞,痰瘀互结,故见胸闷、胸痛、心悸、头晕、昏厥、脉迟缓或结代等症。治疗多以温阳补气、振奋心阳、祛瘀化痰为治则,经方多选用麻黄细辛附子汤、四逆汤、桂枝加龙骨牡蛎汤、参附汤等。

医案精选

◎案

宋某,女,48岁。2007年11月10日初诊。曾因心悸、气短等到某医院检查,心电图提示窦性心动过缓。经中西医治疗效果不明显,近因症状加重而来诊治。症见:心悸,气短乏力,汗出,口干欲饮热水,手足不温,舌淡苔白,脉沉迟(48次/min)。辨证为心阳欲脱。治以回阳固脱。方用四逆汤加味。

处方:附子10g,干姜10g,炙甘草10g,红参10g,生川乌10g,五味子5g

（打碎）。6 剂。

先以大火将药煮至沸腾，然后再以小火煎药 50min，第二次煎煮约 25min，合并药液，每天 1 剂，分 3 服。

二诊：心悸、汗出均有减轻。脉较前有力（60 次/min）；复以前方 12 剂，诸症消失。嘱其服用附子理中丸 4 瓶以资巩固。随访半年，一切尚好。

按 根据心悸、气短乏力辨为气虚，又根据口干欲饮热水、手足不温辨为阳虚，因汗出辨为阳虚不固，以此辨为心阳欲脱证，治以四逆汤温壮里阳、回阳固脱，加红参益气助阳，五味子敛阴和阳，兼制辛热药伤津，方药相互为用，以奏其效。

二、慢性心力衰竭

充血性心力衰竭简称心力衰竭或心衰也称心功能不全，是指静脉回流正常的情况下，由于原发的心脏损害引起的心排血量减少和心室充盈压升高，临床上以组织血液灌注不足以及肺循环和（或）体循环瘀血为主要特征的临床综合征。2008 年欧洲心脏病学会（ESC）提出："心力衰竭是一种临床综合征，包含以下特点。典型症状：休息或运动时呼吸困难、乏力、踝部水肿；典型体征：心动过速、呼吸急促、肺部啰音、胸腔积液、颈静脉压力增高、外周水肿、肝脏肿大；心脏结构或功能异常的客观证据；心腔扩大、第三心音、心脏杂音、超声心动图异常、脑钠素水平升高。"美国心力衰竭学会对心力衰竭的定义则更加强调病因和疾病的发展过程，提出："心力衰竭是一种心功能不全所致的临床综合征，一般是由于心肌功能不全或心肌丢失的结果。其特点是左室扩张或肥厚，导致神经内分泌失常、循环功能异常并出现典型症状：体液潴留、呼吸困难、乏力（特别是运动时）。"随着我国人们生活水平的提高，平均寿命不断延长，慢性心力衰竭的发病率也在逐年增长，即使是心血管疾病防治工作已取得较大进展的发达国家，该病的发病率、致残率和致死率仍然居高不下，如何防治慢性心力衰竭已成为全球性的医学难题。

中医将慢性心力衰竭归属于"心悸""喘证""水肿"等范畴，虽然其病位在心,但又不局限于心,肺脾肝肾等都与心相互影响,相互制约。该病的基本病机可概括为阳气虚衰、血瘀水停。其中,阳气虚衰为本,血瘀水停为标,而血瘀、水饮又会进一步耗损阳气,加重症状。因此温阳益气、活血利水成为该病的基本治法。

医案精选

顽固性心力衰竭指经过充分利尿、强心、扩血管等规范治疗后,心力衰竭未有好转,胸闷、喘促、水肿反复发作。常用药物:附子、干姜、甘草、茯苓、泽泻、肉桂、黄芪。

◎案

孙某,男,75岁。2010年10月7日初诊。主诉:间断性喘促、水肿5年,加重2个月。患者原有Ⅲ度房室传导阻滞,于6年前植入永久性心脏起搏器,5年前又出现气短喘促,活动后加重,下肢水肿,反复住院治疗。近2个月症状加重,应用利尿剂、血管扩张药、血管紧张素转换酶抑制剂等效果不佳。现喘促不能平卧,四肢欠温,双下肢重度凹陷性水肿,按之如泥,脉沉细,舌质紫暗,苔少。辨证属心肾阳虚,水饮内盛。治以温阳利水。方用四逆汤加减。

处方:附子12g(先煎),干姜30g,甘草6g,白术10g,茯苓30g,泽泻30g,肉桂10g,黄芪50g。7剂,每日1剂,水煎2次取汁300ml,分早、晚2次服。

服7剂后,胸闷、心慌好转,继服10剂,胸闷、水肿消失。

三、冠心病心绞痛

冠状动脉粥样硬化性心脏病简称冠状动脉性心脏病或冠心病,又可称为缺血性心脏病,是由于冠状动脉粥样硬化使冠状动脉管腔狭窄或阻塞导致心肌缺血、缺氧而引起的心脏疾病,为动脉粥样硬化导致器官病变的最常见类型。心绞痛即是冠状动脉供血不足、心肌暂时的、急剧的缺血与缺氧所引起的临床综合征。冠心病心绞痛临床上可分为三大类:劳力性心绞痛、自发性心绞痛以及混合性心绞痛,目前常用的治疗方法包括药物治疗、介入治疗、手术治疗等。

冠心病心绞痛属中医学"胸痹""卒心痛"等范畴。病机为多种因素作用于机体,引起机体血液运行不畅,进而使血液凝滞不通,不通则痛。

医案精选

四逆汤作为传世经典方剂,为心血管内科临床常用药,临床多采用四逆汤为主,治疗心肾阳虚型心血管疾病,如冠心病心绞痛、顽固性心力衰竭、复杂心律失常及动脉硬化性闭塞症等,均取得了较好的临床效果,介绍如下。

◎案（冠状动脉介入后心绞痛）

冠状动脉介入技术已广泛应用,但介入术后可再发心绞痛,且这种心绞痛多为顽固性心绞痛,病程长,病情重,常规抗心绞痛治疗效果不理想。常用药物:附子、干姜、甘草、桂枝、细辛、白芍、紫苏梗。

王某,男,69 岁。2011 年 2 月 10 日初诊。发作性胸闷 6 个月,加重 1 月余。患者于 6 个月前觉胸闷胸痛,活动后发作,休息后胸闷缓解。3 个月前在某医院植入冠状动脉支架 2 个,1 个月前症状复发,活动后胸闷气急,咽喉部有堵塞感,常规应用抗血小板聚集、抗凝、扩张冠状动脉、降血脂等药物后效果不佳,要求中药治疗。现气短,活动后胸骨后紧缩感,心前区不适,咽喉部有堵塞感,尤其饭后活动胸闷易发作,饮食正常,睡眠差,脉沉细,舌质淡,苔白。辨证属心阳不振。治以温阳通脉。方用四逆汤加减。

处方:附子 9g(先煎),干姜 15g,甘草 6g,桂枝 15g,细辛 3g,白芍 12g,紫苏梗 10g。每日 1 剂,水煎 2 次取汁 300ml,分早、晚 2 次服。

5 剂后症状减轻,仍感腹胀,大便干结,上方加莱菔子 15g、白术 30g、槟榔 10g,继服 10 余剂后,胸闷气急等症状消失。

◎案（快慢综合征）

心房颤动伴有长间歇亦称"快慢综合征",临床用药矛盾,一般主张安置永久性心脏起搏器。常用药物:附子、干姜、甘草、细辛、桂枝、黄芪。

郑某,女,62 岁。2010 年 1 月 12 日初诊。间断心慌伴头晕 1 年余,加重1 个月。1 年来反复发作性心慌,伴有头晕、出汗,严重时有一过性黑矇。心慌发作时查心电图示:心房颤动并有长间歇,最长 R - R 间期为 6s。患者对安置心脏起搏器有顾虑,要求中药治疗。平素体质较弱,易感冒,怕冷,劳累后心慌发作,面色㿠白,舌体胖大,苔腻,脉细无力。辨证属心肾阳虚,心脉失养。治以温阳通脉。方用四逆汤加减。

处方:附子 12g(先煎),干姜 15g,甘草 12g,桂枝 20g,陈皮 9g,细辛 3g,当归 10g,黄芪 30g。每日 1 剂,水煎 2 次取汁 300ml,分早、晚 2 次服。

20 剂后心慌发作逐渐减少,坚持服 60 剂症状消失。随访 1 年,心房颤动未再发作。

◎**案**(下肢动脉硬化性闭塞症)

动脉硬化性闭塞症属于中医学"脉痹"范畴,由于血管内斑块堵塞,下肢动脉狭窄,血流减少,出现下肢发凉、活动后疼痛、皮色紫暗等症状。常用药物:附子、干姜、甘草、当归、桂枝、细辛、白芍、牛膝等。

刘某,男,65 岁。2011 年 2 月 2 日初诊。双下肢发凉、活动后疼痛 3 年余,加重 2 个月。患者有糖尿病病史 10 年,3 年来逐渐感觉双下肢冰凉,活动后下肢疼痛,冬天尤甚,自诉下肢从骨子里发凉,大约走 1 000m 即感下肢疼痛。双下肢血管超声:下肢动脉多发粥样斑块,右下肢较重。查双下肢欠温,趺阳脉(足背动脉)极细弱,右侧几乎消失。舌质暗,苔白,脉沉细。辨证属心肾阳虚,血脉痹阻。治以温阳补肾通脉。方用四逆汤加减。

处方:附子 12g(先煎),干姜 15g,甘草 6g,白芍 12g,桂枝 20g,淫羊藿 12g,川牛膝 30g,当归 10g,木瓜 10g。水煎服,每日 1 剂。

服药 20 剂,下肢发凉明显减轻,活动后疼痛感消失。

按 心绞痛、心力衰竭、心律失常、血管闭塞等,病虽不同,但病因本质一样,都是因心血管疾病的共同发病基础血液循环障碍引起,均有四肢不温的表现,即中医学所说的"四逆",四逆汤为此证而设,方中附子、干姜大补阳气,阳气运行,则血脉通畅,诸症好转,此即"异病同治"。

四、心功能不全

心功能不全是由不同病因引起的心脏舒缩功能异常,以致在循环血量和血管舒缩功能正常的情况下心脏泵出的血液不能满足细胞、组织的需要或仅在心室充盈压增高时满足代谢需要。在我国引起慢性心功能不全的病因主要是瓣膜疾病,其次是高血压和冠状动脉粥样硬化性心脏病,诱因主要是感染、心律失常、水电解质紊乱、过度疲劳、精神压力过重、环境气候剧变等。有临床研究发现肺部感染是导致老年人心力衰竭的重要原因。

医案精选

◎案

李某,女,78 岁。因咳喘 30 年余,再发加重伴胸闷胸痛半月余入院。既往有慢性阻塞性肺疾病、高血压、冠心病、慢性心衰史,多次住院治疗,长期口服卡托普利、阿司匹林、呋塞米等西药。入院情况:血压(BP)180/120mmHg(1mmHg = 0.133kPa)。神清,精神欠佳,颈静脉充盈,肝颈征(+),双肺呼吸音清,双侧中下肺可闻及湿啰音,心界扩大,房颤律,未闻及杂音,腹软,肝右肋下 3cm,双下肢凹陷性水肿。舌红,少苔,脉细数结代。

辅助检查:谷丙转氨酶(ALT)26U/L,谷草转氨酶(AST)71U/L,血尿素氮(BUN)21.74mmol/L,肌酐(Cr)297.7μmol/L。心电图示心房颤动伴心率加快,心率 114 bpm,ST – T 改变。心脏彩超:左心扩大,射血分数(EF)32%。西医诊断:①冠心病、心房颤动伴心率加快、慢性全心力衰竭急性发作、左心功能Ⅵ级;②高血压病 3 级,极高危。入院治疗:行强心,利尿,扩管减轻心脏负荷,控制心率,抗心室重构,营养心肌,双重抗血小板聚集,氧疗,抗感染等治疗。患者当晚仍感腹胀纳差,心悸气促,第二天上午出现晕厥一次,下午出现急性左心衰,经抢救生命体征相对稳定。西医常规治疗,疗效不佳。症见:神疲乏力,面色苍白,语声低微,半卧于床,欲寐,动则气促,冷汗出,时有咳嗽、吐涎沫,夜间为甚,口不干,食纳睡眠差,四肢乏力厥冷,大便干结。舌红光无苔,脉浮虚大而数。患者大病久病之后,其症及舌脉一派虚象,三阴经虚寒、阴寒内盛,阳脱欲竭之危象,治以回阳救逆、益气生脉,方用四逆汤加减。

处方:制附子 30g,红参 20g,干姜 20g,细辛 10g,五味子 18g,法半夏 12g,山茱萸 15g,桂枝 18g,炙甘草 30g,磁石 15g。4 剂,水煎服。

制附子先煎 30min,再放入其他药物,红参另煎对服。考虑到患者腹胀纳差,恶心欲呕,中药每日频服,每次约 200ml,每日 1 剂。同时给予中药灌肠,每日 2 次。2 天后复诊,患者精神转佳,声音较前清晰、响亮,咳嗽、气促稍减轻,口微干,纳眠好转,四肢转暖,肢肿已消,听诊双肺湿啰音明显减少,舌红有苔较少,脉沉。

三诊:汗敛喘定,四肢回温,活动自如,可自行起床,夜间安然入睡,舌淡红,有苔,脉有力。观察2天后出院,改服医院自制中成药强心胶囊。每日3次,每次4粒。1个月后回访:患者精神矍铄,活动自如,食欲佳。仲景所著《伤寒论》中伤寒六经辨证之法,使我们洞悉病源,统病机而执万病之牛耳。临证当中,不要固执于西医的病名,甚至连中医的病名也无须深究,据四诊八纲可以见病知源,少犯错误。

按 本案方中重用附子纯阳之品的大辛大热之性,辅以桂枝、干姜、山茱萸等破阴回阳,更增入磁石吸纳上下,维系阴阳,红参及五味子益气生脉,伍以大量炙甘草,一以监制附子剧毒,一以甘草缓之性使姜附逗留于中,则温暖之力绵长而散播于外,使回阳之力持久。诸药合用,共奏回阳生脉之效,故厥回脉复而诸症自除。本案涉及中医舌诊中令人困扰的一个难题,即关于无苔舌的主病,凡舌面无苔而干,或中心剥蚀如地图,或舌红如柿,或见裂纹,各家皆主阴虚。但临床所见,不少气虚、阳虚甚至亡阳危证中,也出现这样的舌象,本案也正属于此范围。当时患者舌红少苔但神疲乏力,面色苍白,语声低微,病情危重,遂舍舌从症,径投回阳救逆之辛热大剂,辅以红参而共奏阴阳并补,结果患者病情短期内即见明显改善。上述案例揭示了无苔舌的另一机制所在。舌苔的生成乃由胃气之蒸化,胃虚则蒸化无权,舌苔便不能反映真相,而人身气化之根,在下焦肾中命门真火,此火一弱,火不生土,则胃气虚;金水不能相生,水液便不能蒸腾敷布,无苔舌便因此形成。《黄帝内经》云:"肾苦燥,急食辛以润之,开腠理,致津液,通气也。"故此用附子味辛大热,却能治愈无苔舌证。

五、病态窦房结综合征

病态窦房结综合征简称病窦综合征或病窦,也称窦房结功能不全,是由窦房结和(或)其邻近组织病变引起的窦房结起搏和(或)传导功能障碍,从而产生发的多种心律失常和临床症状。

中医并无病态窦房结综合征病名,因其典型症状,可归属于中医"心悸"

"怔忡""眩晕""胸痹""厥证"等范畴。

《素问·脉要精微论篇》曰:"代则气衰,细则气少,涩则心痛。"《伤寒论》曰:"脉按之来缓,时一止复来者,名曰结。又脉来动而中止,更来少数,中有还者反动,名曰结,阴也。脉来动而中止,不能自还,因而复动者,名曰代,阴也。"这些均与当今的病态窦房结综合征之表现类似。

在历代经典著作的基础上,根据自己的临床经验,现代医家对病窦的病因病机提出了不同论点。

于作盈认为病态窦房结综合征的主要病机为阳气不足,心肾阳气亏虚,寒凝血瘀,气血凝滞,心失所养,日久则阳损及阴,阴阳两虚,阴不敛阳。

魏执真认为本病由禀赋不足,劳逸失度而导致心脾肾阳不足,阴寒之邪内生,寒凝则心脉痹阻,故脉来迟缓。也可因脾肾阳虚水停,日久生瘀,寒瘀互结,阻滞心脉。病窦出现慢快综合征,则认为是气血瘀滞,久瘀生热,而出现数脉或疾脉等证。

刘玉洁有感于张锡纯"大气下陷"理论的阐述,认为病窦的主要病机为大气下陷,也见于气阴两虚、心肾阳虚、肝郁痰浊等。

牛永军认为病窦本在于心肾,人之脉始于肾,生于胃,统于心,会于肺,约于肝,是故脉关乎五脏,肾主封髓而藏精,复又还于五脏,若督精不足,不能还于心,则脉迟而胸闷心悸;不能还于肺,则气短;不能充于脑,则头晕;阴阳不相顺接则晕厥。

杨素娟认为病窦病位在心、肾,心肾阳气不足,阴寒内侵,凝聚而使阳气失于敷布,故而气滞血瘀。且认为心的功能主要仰赖于阳气,患者久病,阳气耗损,阴寒内生,寒凝阻滞经脉,则阳气不舒,气滞而血瘀,心阳不振,阳虚血瘀,故而心脉鼓动无力而出现迟脉。

罗路一认为本病病位在心,但与脾、肾密切相关,病机主要为心肾阳气不足,兼有寒凝、血瘀、痰阻等。故本病属于本虚标实,本虚是指心、脾、肾等脏腑阳气不足,气血阴阳亏虚;标实是指阴寒、瘀血、痰浊等。

朱明军也认为本病属本虚标实,本虚是气虚、阳虚;标实是瘀血、阴寒、痰浊,气虚和阳虚是本病发病的基础。本病病位虽在心,但常累及脾、肾。心主血脉,血液运行通畅全赖心气的鼓动,若心气不足,也阳衰微,则血脉空虚而脉鼓动无力,故见迟脉、缓脉、结脉。心气也要靠脾来濡养,若脾气不足,脾阳虚损,生化乏源,心失所养,则可导致心气不足,心阳虚损。肾元阴元阳,濡养五脏六腑,故肾虚亦可导致心气不足,心阳虚损。

胡智海认为由阳虚、气虚、血虚、血瘀引起本病。

王国认为本病主要病机是本虚,而本虚主要在气阴两虚,气损及阳则出现心阳不足。常伴有脾肾阳虚和肝郁气滞。

贾秀兰认为本病本于心肾。心气虚,心阳亏损,心失所养故心慌气短。阳气郁阻胸中则胸闷,心神失养,则神疲乏力倦怠。加之寒、痰、瘀交织,血脉痹阻,血液运行不畅。其根本病机是心肾阳虚,心脾肾阳虚为本,阴寒、血瘀、痰湿为标,属本虚标实之证。

郭维琴认为阳气不足为此病之本。及脉率快慢不齐,其数而无力,为阳损及阴,阴阳两虚之象,仍属本虚所致。肾阳亏虚,不能温照心阳,心阳不足则无力鼓动脉管,心肾阳虚,寒邪内生,则寒凝而血滞。可以看出,现代医家对病窦的认识基本一致:本病的主要病机是阳气不足,常累及心、肾、脾,日久又易阳损及阴,而至阴阳两虚。阳气不足,阴寒凝滞,瘀血痰湿内生,而成本虚标实之证。

医案精选
◎案

舒某,女,34 岁。1988 年 11 月 21 日初诊。主诉:头昏、乏力、畏冷、记忆力减退 3 年余。1987 年 5 月曾因晕厥 2 次住某医院,经心电图检查诊断为病态窦房结综合征,治疗月余无效。后又经数家医院检查,其结果基本相同。因西医没有效疗法,故求治于中医。症见:头昏,神疲困倦,面色苍白,心慌气短,时觉胸闷,四肢冷凉,口唇及舌质较淡、苔薄白,脉细、时促时结、一呼二三至。心电图示:心律不齐,快时 HR 76 次/min,慢时 HR 50 次/min。超声心动图报告各瓣膜均属正常。中医辨证为气血两亏,元阳衰微,心失温养。治当气血并补,回阳救衰。方投四物汤合四逆汤加味。

处方:熟地黄 15g,全当归 20g,川芎 10g,白芍 10g,党参 20g,制附子 30g(久煎),干姜 15g,炙甘草 20g,肉桂 10g(研末冲服)。

连进 10 剂,四肢温和,神佳力增,脉来较前有力,但仍节律不整。原方减白芍,加细辛5g,再进10剂,诸症明显改善,头昏心悸基本消失。心电图示HR 64次/min,节律均齐。后又以理中丸合归脾丸常服以巩固疗效。随访至今未复发。再次复查心电图为大致正常心电图。

第二节 神经精神系统疾病

一、自汗

自汗,是指人体不因劳累,不因天热及穿衣过暖和服用发散药物等因素而自然汗出,为外感热病及内伤杂病中的常见证候。《素问·阴阳别论》谓:"阳加于阴,谓之汗。"《伤寒论》《金匮要略》有"自汗出""汗自出"等描述。朱丹溪对自汗的病理属性做了概括,认为自汗属气虚、血虚、湿、阳虚、痰等。《景岳全书·汗证》对汗证做了系统的整理,认为一般情况下自汗属阳虚,盗汗属阴虚。但"自汗、盗汗亦各有阴阳之证,不得谓自汗必属阳虚,盗汗必属阴虚也"。《三因极一病证方论》说:"无问昏醒,浸浸自汗出者,名曰自汗。"临床上自汗确实多因气虚、阳虚导致,但血虚、营卫不和、气衰、亡阳、气阴两伤、风热、风湿、外感伤湿、湿热蕴结、暑热痰湿、气虚湿郁、内伤瘀热、心火内盛、阳盛阴虚、肝热夹湿、痰阻等各种不同原因均可引起自汗。自汗在临床上较为常见,既可以是一个独立的病,也可以作为一个症状出现于其他病症中。自汗作为一个独立的病出现时,现代医学常诊断为自主神经功能紊乱或更年期综合征等,在甲状腺功能亢进症、结核病等疾病中也是临床表现之一。

医案精选

◎案

沈某,女,32岁。1994年8月10日因出冷汗1周初诊。诉头晕,疲乏欲睡,双目不想睁开2天。观其形,气促倚附于其夫身,自汗如珠,似欲寐,望其色,面色白而浮,舌淡边有齿痕;触其肤,四肢厥冷;按其脉,微细而沉。追其病史,患者于上半年连续二次人工流产术。后一次是6月28日,术后恶露淋漓不尽达20天。7月下旬起服避孕药,服至3天后觉恶心,厌食,胸闷。即请某医生诊治,投之芳香化浊理气之品,服药后,患者出汗多,腹胀,纳差,复诊时,该医生又于前方中加消导之品。服5剂后,前症加重,又兼腹泻。三诊时,该医生改投清热燥湿收敛之品,又服3剂,腹泻虽止,但病情反而加重。出现上述阳虚欲脱之象。急宜回阳救逆,固表止汗。投加味四逆汤3剂。

处方:制附子5g,干姜2g,炙甘草10g,潞党参30g。

服本方后半天,患者双目能睁,能坐起和家人交谈。再诊,汗出明显减少,头晕好转,予前方制附子减为3g,加炙黄芪30g,2剂。三诊时,患者已汗止神爽,纳增。用归脾汤出入补益心脾,7剂而愈。

按 明代医家缪希雍在《本草经疏·续序例》上,对审证用药与审时用药提出了他的看法:"假令阴虚之人,虽当隆冬,阴精亏竭,水既不足,不能制火,则阳无所依,外泄为热,或反汗出,药宜益阴,地黄、五味、鳖甲、枸杞子之属是已,设从时令,误用辛温,势必立毙。假令阳虚之人,虽当盛夏,阳气不足,不能外卫其表,表虚不任风寒,洒渐战栗,思得热食,及御重裘,是虽天令之热,亦不足以敌其阳之虚,病属虚寒,药宜温补,参、芪、桂、附之属是已。设从时令,误用苦寒,亦必立毙。"虽是盛夏,但体征均为阳虚而致自汗,自当温阳益气固表,汗自止。制附子温肾回阳,干姜温中以通阳,炙甘草调中补虚,潞党参补中益气,生津养血,诸药合用能回阳益气,固表止汗,救逆固脱。故临诊当"四诊合参",审证用药,舍时从证,不致犯"虚虚之戒"。

二、精神分裂症

精神分裂症是以基本个性改变,思维、情感、行为的分裂,精神活动与环境不协调为主要特征的一类常见的精神疾病。精神分裂症属中医学中的癫狂范畴,阴阳失调乃其主要病机。《难经》云,"重阴者癫""重阳者狂",概其要也。狂证属痰热内扰者临床最为常见,其病机正如《临证指南医案》所言:"狂由大惊大怒,病在肝胆胃经,三阳并而上升,故火炽则痰涌,心窍为之闭塞。"然狂证日久,缠绵不愈,正气渐衰,往往形成阳虚亏损之癫证。《素问·

生气通天论》曰:"阳气者,精则养神,柔则养筋。"指出了人体的神赖阳气的温养才能爽慧,思维敏捷,聪颖伶俐;筋靠阳气的温养方可柔和,屈伸自如,矫健有力。若阳气虚损,神失温养则萎靡不振,神志恍惚;筋脉失于温养,则疏懒嗜卧,怠惰少动,脉沉迟微细。是为阳虚亏损之癫疾也。

癫证的药物疗法,是从秦汉时期散在记录的安神法,到长足发展后唐宋元时期分出的安神法、祛风法、祛痰法,再到已形成治疗体系的明清时期,增加了活血化瘀法、补心养血法和滋阴养血法的同时,将祛痰法细化为清热祛痰、理气祛痰和温化寒痰法。而狂证的药物疗法,也是从秦汉时期的镇心安神法和清热泻火法,发展到之后陆续增加了祛风养血法、活血化瘀法、祛痰开窍法以及补脾养心法。从此过程可以看出,癫狂症的治疗经历了萌芽、雏形、发展、成型四个阶段,这个发展过程就是治疗方法不断细化的过程,而细化的依据实质上就是辨证论治的完善。

医案精选

◎案

王某,男,32岁,仓库保管员。始因所管辖仓库失火,骤受惊骇而致精神失常,于1995年3月住某精神病医院,按单纯型精神分裂症治疗。至1995年12月显著好转而出院。嘱其服用奋乃静等药以巩固疗效。不久,自动停药,停药半年,病情反复。经中西医多方治疗无效。1996年10月求中医诊治,症见:患者精神呆滞,表情淡漠,目瞪不瞬,语言极少,喜闷睡,孤独被动,情感反应迟钝,饮食少思,面色苍白,四肢不温,舌体胖大有齿痕,舌质淡嫩,苔白,脉沉迟微细。辨证为阳虚亏损。观前医处方,多是理气化痰,清热安神开窍之类。虚证施攻,是犯虚虚之戒,必致阳气更伤。扶阳抑阴亟当重用。方用四逆汤加减。

处方:制附子30g(先煎1小时),干姜15g,炙甘草10g,人参10g,肉桂10g。

水煎2次,共取汁400ml,分多次温服,每日1剂,服10剂后病情好转。遂将制附子量加大至60g(先煎1小时),连服30剂,行动活跃,语言流利,言之有序,自知力恢复,能胜任工作,追访3年未复发。

按 《伤寒论》少阴病提纲"脉微细,但欲寐"之脉证与本病颇相类似,故拟用少阴寒化证之主方四逆汤加人参、肉桂以振奋阳气,离照当空,阴霾自散,神情复常矣。用四逆汤加人参、肉桂治疗精神分裂症是经验方,证之临床,多获效验。

◎案

安某,女,54 岁,退休工人,三级残疾。2007 年 8 月 28 日初诊。主诉:发作性精神不安,被迫妄想,幻听 20 余年伴流涎、口干喜饮、饮不解渴,消谷善饥,尿多。患者 19 岁时,因恋爱问题致精神异常,多次到精神病院住院接受电击治疗(患者亲属述),用抗精神病药物后,患者嗜睡,醒时目光呆滞。为取得更好的疗效,开始服用中药治疗,先后服用过礞石滚痰丸、白虎加人参汤、奔豚汤等方剂,但病情时轻时重。4 年前因子宫肌瘤手术治疗后,病情反复,服用大量西药,嗜睡,醒来幻听更甚,听到他人议论自己,如总感觉给自己做手术的医生夫妇背后说她,想害她,伴腹中有气上冲,发病时捶胸顿足,烦躁不安,病情缓解时流涎,每次就诊时带水,不停地饮用。舌淡红,苔薄白,脉滑数。中医诊断为癫证。西医诊断为精神分裂症。辨证属真阳不足,阴邪作祟。治以扶阳益真元,固肾益心脾。方用四逆汤加减。

处方:制附子 30g(先煎),干姜 15g,炙甘草 30g,浮小麦 30g,大枣 30g,益智仁 15g,山茱萸 30g,党参 30g,白术 30g,淫羊藿 15g,巴戟天 15g。7 剂,每日 1 剂,水煎服。

二诊:患者述服药后流口水减少其他症变化不明显。舌象同前,但脉滑缓,认为有效,继服上方 7 剂。

三诊:喝水减少,病症发作次数减少,程度也较以往轻。看到患者有了信心,在继服上方的同时,对患者进行心理治疗。这样治疗了 2 个月,患者终于可以正常交谈了。患者自诉,有幻听时,能按照心理治疗的方法,控制它了。

按 "心藏神""肾藏志"临床上与精神活动相关性疾病,必与心肾关系密切,其中癫之本在心肾阳虚。清末伤寒名医郑钦安《医理真传》:"癫、痫二证,缘由先天真阳不运,寒痰阻塞也……按人身立命,无非活一口真气,真气一足,万窍流通,一切阴邪,无从发起;真气一衰,寒湿痰邪顿生,阳虚为痰所扰,则神志不清,顽痰流入心宫,则痫呆并起。"治疗本病没有按豁痰开窍、醒脑安神的常法,而是扶阳益真元,固肾益心脾。四逆汤加党参、白术(附子理中汤)扶助真元,益脾气;甘麦大枣汤益心脾,益智仁;山茱萸、淫羊藿、巴戟天补肝肾以固根本。

三、郁证

郁证是由于情志不舒,气机郁滞,脏腑功能失调所致,临床所见以心情抑郁,情绪不宁,胸部满闷,胁肋胀痛,或易怒易哭,或咽中如有异物梗塞,失眠等症为主要表现的一类病症。

医案精选

◎案

庚某,女,50岁,已婚,护士。因"心悸,心烦,头晕头痛,易紧张,胸闷憋气,腰、膝、背痛10年加重伴胃脘不适,食少纳呆2个月"就诊。1999年初,因子宫肌瘤行子宫切除术,1年后又因左乳腺增生,行乳腺切除术。此后经常心悸、心烦,头晕头痛,伴潮热汗出,膝关节疼痛,眠差,大便干结,心烦易怒,皮肤瘙痒,先后就诊于消化内科、神经内科、心内科,皮肤科等,进行多项检查,曾诊断为神经症、失眠、神经衰弱、更年期综合征,并为此病退。服用中西药物不计其数,自认为已不可救药。症见:心悸,急躁易怒,易紧张,胸闷憋气,腰、膝、背痛,胃脘不适,食欲不振,膝关节疼痛,欲寐不能,大便干结,潮热汗出,心烦易怒,皮肤瘙痒,舌红苔薄黄乏津,脉弦中沉取细弱无力。中医诊断为郁证。西医诊断为更年期焦虑症。辨证属少阴伏寒,肝肾阳虚。治以温肾阳,安心神。方用四逆汤合甘麦大枣汤化裁。

处方:制附子15g,干姜5g,炙甘草15g,大枣15g,浮小麦30g,补骨脂15g,淫羊藿15g,菟丝子15g。5剂,每日1剂,水煎服。

二诊:患者述服药1剂后,就感到睡眠好转,人也精神些,5剂药后,病好了一半。效不更方,原方继服。

三诊:所苦若失,脉和缓,故改四逆汤为四君子汤,继服5剂。

按 患者症状复杂,难以辨证。参考患者往日病历,常规方法用药已无济于事。根据患者年龄50岁,《黄帝内经》云,"女子七七,肾气衰",结合患者"欲寐不能,脉弦中沉取细弱无力"考虑其病机为少阴伏寒,肝肾阳虚,故用四逆汤温心肾之阳,用甘麦大枣汤伏心火以安心神,补骨脂、淫羊藿、菟丝子补肝肾以养其根,故痊愈。

四、失眠

失眠症是现代都市生活中常见病及多发病,严重影响着人们的生活质量。长期以来,中医对失眠病机的认识多从"邪火亢盛,阴亏血少,神失所用"立论,认为其病理变化总属阳盛阴衰,阴阳失交。治疗常以滋阴清热、宁心安神为主,遣方用药多用寒凉之品,鲜有从阳虚论治者。然而中医治疗疾病的优势在于辨证求因、审因论治,对阴虚型失眠法当滋阴敛阳,对阳虚型失眠者则当扶阳护阳。但就目前临床实际来看,医者辨治失眠,多从阴虚阳热入手,很少有虑及阳虚者,故而治疗中难免有误。四逆汤合桂枝加龙骨牡蛎汤在阳虚型失眠患者的应用中,疗效显著,下面从三个方面对其进行分析。

(1)四逆汤合桂枝加龙骨牡蛎汤:方中附子补水中之火以培木气之根,温阳化气,令水升火降;柴胡疏达升发厥阴肝木之气;桂枝达肝木之郁,并通心阳;白芍疏泄胆经木气;龙骨、牡蛎潜以平其逆,将阳气进一步潜入水中;枳壳、干姜、炙甘草枢转中焦脾土之气,使四脏和脾胃共同运转,即恢复其气的流通,阳气升降出入正常而症状可改善。临床上,在此方基础上的加减对失眠患者整体情况的改善有相当大的帮助。

(2)失眠患者伴情绪症状者多见焦虑滋动和低落忧郁交替发生,易兴奋与易疲倦交替出现,有的还伴有口苦、胃胀、胁痛、头痛、大便不畅等组体症状,典型者可出现左或右的头胀、头痛、胁痛、少腹痛,提示可能是肝气生发不利或肺气肃降无权。若肝气舒展不利,则可能出现 1~3 时肝经循行的时间易醒、醒后难再睡,或在此时间段出现烘热、汗出、肢体麻木等伴随症状。女性还可出现经前或经期失眠加重,并伴有乳房、小腹胀痛等症状。如果心火浮于上则可出现口干、咽痛、心烦、烘热感、反复口腔溃疡等"上火"的表现。以上所论述的"阳盛之象"若见虽口干、喜饮温水,不耐寒冷,咽痛,口干诸症反复缠绵难愈。则可能为虚火,并非阳亢。虚阳不能沉潜于水中而浮越于上。章次公总结:"有些失眠患者,单纯用养阴、安神、镇静效果不佳时,适当加入桂、附一类兴奋药,每可奏效。"扶阳名家祝味菊谓之:"虚人而躁甚者,气怯于内,阳浮于上……甘凉之剂可令小安,缓和之效也。因其小效而频服之,则气愈怯则阳愈浮矣,此非亢阳之有余,乃阳衰不能自秘也……宜与温潜之药,温以壮其怯,潜以平其逆,引火归原,导龙入海,此皆古之良法。"

(3)心理特征与失眠息息相关,既因又果,《黄帝内经》指出情志可引起内脏气机的紊乱,而这种紊乱可能是产生失眠的原因之一。本方在调整气机的同时温阳散寒,使五脏安和,使情志的恢复得到生理上的基础。临床上也可见一些患者在服药后的情绪能恢复平稳。因此我们认为此方法能对失眠患者的整体情况的改善有帮助。

医案精选

◎案

孙某,女,55 岁。2007 年 8 月 11 日初诊。有失眠病史 20 余年,近 2 年来明显加重,屡服中西药乏效,痛苦不堪。症见:每晚仅能入睡 3 ~ 4 小时,入睡容易,可稍睡即醒,然则入寐困难,头昏,急躁,汗多,腰腿酸软乏力,手足不温,小便色白,大便干结,舌淡苔滑,脉沉弱(尺、寸明显,关部略弦)。辨证为阴寒内盛,神不守舍。治以温补心肾,引阳入阴。方用四逆汤加味。

处方:制附子 15g,干姜 10g,炙甘草 15g,龙骨 20g,牡蛎 20g,党参 20g,黄连 5g,茯苓 10g。6 剂,每日 1 剂,水煎服。

先以大火将药煮至沸腾,然后再以小火煎药 50min,第二次煎煮约 25min,合并药液,每天 1 剂,每日分 3 服。

二诊:睡眠好转,烦躁、汗出改善,大便通畅,脉较前有力,复以前方 12 剂。

三诊:睡眠达 6 小时左右,烦躁消失,头脑清醒,手足温和,自觉眼睛干涩,又以前方加入白芍 15g、菊花 10g、石决明 12g、菟丝子 10g、沙苑子 10g,6 剂。之后,又服用前方 20 剂以巩固疗效。2008 年 4 月前后陪同邻居前来就诊,说其失眠未再出现,睡后头脑清醒,其他一切尚好。

按 根据手足不温、小便色白辨为寒，又根据失眠、急躁辨为阴寒内盛、格阳于上于外；因汗出、头昏辨为阳虚不固，又因舌淡苔滑辨为阳虚不化，以此辨为阴寒内盛，神不守舍，给予四逆汤加味治疗。方中以四逆汤温阳散寒，固摄神明，加党参益气助阳，茯苓渗利寒浊，龙骨、牡蛎重镇潜阳安神，黄连除烦，兼防温药格拒；之后根据病情变化而又加白芍、菊花、石决明、菟丝子、沙苑子，以使方药更好地切中病情，从而取得预期治疗效果。

五、厥证

厥，逆也，气机逆乱之意。厥证名称的由来最早见于《黄帝内经》。

《黄帝内经》认为厥证的形成与外感时邪、内伤情志、饮食劳倦及房事太过诸因相关。其感于外邪者，《素问·举痛论》曰："寒气客于五脏，厥逆上泄，阴气竭，阳气未入，故卒然痛死不知人。"指出寒邪侵入五脏，阴气阻遏于内，气血凝滞，经脉不通，故疼痛难忍。其内伤七情者，如《素问·生气通天论》曰："阳气者，大怒则形气绝，而血菀于上，使人薄厥。"肝在志为怒，怒则气上，迫使血液上逆，失其斡旋之机，一时阻滞隔绝，令人昏厥。其与劳倦有关者，如《素问·生气通天论》又曰："阳气者，烦劳则张，精绝，辟积于夏，使人煎厥。"烦劳，指频繁的思虑与操劳。阳性主动，烦劳则过动其阳，使阳气鸣张而虚火上炎，当夏季炎热之时，阳气更盛，内外皆热，火益炽而精益亏，孤阳厥逆，最易暴发昏厥。由于病出于阳盛煎熬阴精所致，故名煎厥。其因饮食劳欲者，如《素问·厥论》指出寒厥的产生乃因"此人者质壮，以秋冬夺于所用，下气上争不能复，精气溢下，邪气因从之而上也，气因于中，阳气衰，不能渗营其经络，阳气日损，阴气独在，故手足为之寒也"。是说患者自恃体质壮实，不知保养，当秋冬阳气潜藏之时，纵其情欲，损伤下焦肾阳，阳气衰于下，则上争脾胃之气以自救，由于化生不及，一时难以恢复，肾气摄纳无权，于是遗精滑泄。阳虚则阴盛，阴盛则寒邪乘之，故手足逆冷。至于热厥的产生，乃因"数醉若饱以入房"，意思是说患者经常醉酒，或饱食入房，使酒气与谷气塞滞积聚于脾胃之中，久而化热，更伤肾中阴精，阴虚则阳盛，阳盛则手足为之热。

医案精选

◎案

张某,女,40 岁,病休职工。于 1978 年 12 月 6 日初诊。主诉:心悸气短,精神倦怠,神情淡漠,四肢厥冷,自汗淋漓 1 小时。既往素体亏虚,15 日前又行人工流产术。现病史:该患者近 2 日来因劳累过度,自觉心悸气短,胸中憋闷不适,精神倦怠,四肢厥逆,畏寒喜暖,头昏嗜卧,闭目不能言语近 1 小时。症见:语声低微,面色苍白,后口爪甲青紫,舌质紫暗,苔白水滑,呼吸微弱,六脉沉细而结代,HR 40 次/min,BP 80/60mmHg。辨证属心肾阳虚。治以回阳救逆、温扶心肾、收涩固脱。佐以补气活血通心脉。方用四逆汤加减。

处方:制附子 50g,炮姜 20g(另包,以高压锅开水煮熟不麻舌为度),红参 50g,桂心 12g,肉桂、炒白芍、酸枣仁、石菖蒲、五味子、丹参各 15g,龙骨、煅牡蛎各 25g,灯心草 10g。对水煮沸 30min 后日夜频服,忌生冷之品。

二诊:12 月 17 日,服上方 4 次后病势大有转机,神志转清,精神转佳,语言清楚,自汗淋漓已消失,心悸胸中憋闷仍时有出现。舌质淡红,苔润滑,脉细而有力。

按 本案厥证患者素体亏虚,加之 15 日前又行人工流产术,冲任受伤,气血亏虚,肝肾两亏,命门大衰,酿成一派纯阴无阳、阴霾弥布之证,论治当以四逆汤加上肉桂,大辛大热之品,温经散寒回阳救逆,破阴迎阳归寓所;加人参大补元气,桂枝强心阳通心气,白芍敛阴而调和心营;煅龙骨、牡蛎、五味子收敛浮游之虚阳而纳气归肾,收敛汗液,石菖蒲、灯心草开心窍而交通心肾,酸枣仁安神定志,炙甘草补益中气;丹参活血行瘀而通心脉。诸药合用使阳气复,阴邪散,心肾交泰,气血调和而疗效满意。

六、脱证

脱证是由于多种病因侵扰人体,导致气血受损,脏真败伤,阴阳气血不相维系所致的一组临床综合征,常有突然汗出淋漓,面色苍白,烦躁不安,胸闷气喘,目合口开,神情淡漠,六脉垂危,二便自遗,甚则神昏。具有西医学休克的特征,属于西医学休克的范畴。如《临证指南医案·脱》中所言:"脱之名,唯阳气骤起,阴阳相离,汗出如油,六脉垂危,一时急迫之症,方名为脱。"

张仲景在《伤寒论》中虽未专论脱证,但却从厥证的辨治中丰富和发展了脱证的临床辨证论治。仲景从伤寒、大汗、吐利、误治,以及膈上有寒饮等方面,阐述了寒邪伤阳,误治伤阴,所致阴液耗竭,阳气欲脱之证。如"伤寒脉浮,自汗出,小便数,心烦,微恶寒,脚挛急,反与桂枝,欲攻其表,此误也,得之便厥……若重发汗,复加烧针者,四逆汤主之"(29条),"大汗出,热不去,内拘急,四肢疼,又下利厥逆而恶寒者,四逆汤主之"(353条)"大汗,若大下利,而厥冷者,四逆汤主之"(354条),指出了伤寒、误汗、伴有下利等致病因素导致阴竭阳气欲脱的临床表现。又如"呕而脉弱,小便复利,身有微热,见厥者难治,四逆汤主之"(377条),"吐利汗出,发热恶寒,四肢拘急,手足厥冷者,四逆汤主之"(388条),"既吐且利,小便复利,而大汗出,下利清谷,内寒外热,脉微欲绝者,四逆汤主之"(389条)指出了亡津失液,脉微欲绝,大汗亡阳,肾绝不固的危重征象。仲景不仅对亡津失液,阳气欲竭证予以回阳救逆,对于寒邪伤阳,脾肾阳衰之证刻刻不忘温阳,如"脉浮而迟,表热里寒,下利清谷者,四逆汤主之"(225),"少阴病,脉沉者,急温之,宜四逆汤"(323),"少阴病……若膈上有寒饮,干呕者,不可吐也,当温之,宜四逆汤"(324条)。在此基础上,并且告诫医者,"下利腹胀满,身体疼痛者,先温其里……温里宜四逆汤"(372条),"自利不渴者,属太阴,以其脏有寒故也,当温之,宜服四逆辈"(277条)体现了病则急救,未病先防的治疗原则。

《伤寒论》中,以不同程度的伤寒亡阳少阴病症,通过对四逆辈方药的加减应用,对素体阳虚复感外邪,邪气直中少阴,阳气极虚,真阳欲竭,阴盛格阳,虚阳外浮;或因他经之邪误治、失治,损伤心肾阳气,转而入里致肾阳虚衰,残阳欲脱之象,进行了温阳救逆、回阳固脱、通阳破阴、宣通上下内外等治法,使阳潜卫固,上通下达,气血运行,升降有序,出入条畅,已达阴平阳密之目的。阐述了许多行之有效的方剂,如四逆汤、通脉四逆汤、白通汤等,开创了治疗脱证的先河。

医案精选

◎案

王某,女,58 岁。于 1988 年 7 月 2 日早上 7 时 30 分入院。家属代述:
1985 年因心悸胸闷在某医院确诊为冠心病、高血压,平素有慢性咳嗽病史。
本次发病在 7 天前,自觉心前区闷痛,气短,胃中烦热欲冷饮,伴尿少,自服救
心丸,静脉滴注毒毛花苷 K 注射液、呋塞米等无缓解,近 2 日心悸、胸闷、喘
咳上气加重,以肺心病、心力衰竭Ⅲ度、心房颤动收入院治疗。症见:神志时
明时暗,精神萎靡,倦怠懒言,颜面、口唇紫暗,目暗睛迷,闭目不欲见人,两
踝部轻度水肿按之有凹痕,喘促气息,语言低微,周身肌肤湿润有汗,肢冷不
温,脉细弱。现代医学检查:颈静脉怒张,胸略呈桶状,肝下缘在右肋下 2cm
处,质中等硬,触痛。T 36.5℃,HR 60 次/min,R 30 次/min,血压测不出。血
常规:Hb 170g/L,RBC 5.9×10^{12}/L,WBC 8.8×10^9/L,S 54%,L 46%。X 线
片示:胸呈桶状,肋间变窄,心脏向两侧扩大,两侧肋膈角变钝,沿胸壁呈带
状外高内低形,两侧横膈显示不清,两肺上野透过增加,X 线诊断为气管炎,
肺气肿伴两侧胸腔少量积液。EKG 检查:窦性心律,电轴正常,阵发性室上
性心动过速,重度顺时针转位,QRS 低电压,不正常心电图。中医诊断为厥
证、脱证。西医诊断为休克、老年性肺气肿并感染、肺心病、冠心病、心力衰
竭Ⅲ度。当即给予吸氧、强心、升压、抗感染治疗,90min 后,患者呼吸困难加
重,端坐呼吸,张口抬肩,喘剧,呼多吸少,胸中烦,躁扰不宁,渴欲冷饮而不
欲咽。额汗如珠,肢冷不温,两颧色赤,尿少水肿,面色唇色紫暗,苔薄灰略
腻,脉疾数。HR 168 次/min,血压仍测不出。证属阴寒内盛格阳于外,阳气
欲亡,津气大泄,元气欲脱,阴阳欲将离绝,为中医厥脱之危候,势甚危笃。

处方:红参 20g(另包),麦冬 30g,五味子 15g,制附子 25g,干姜 15g,炙甘
草 15g,丹参 20g。

嘱人参以文火另炖浓煎取汁,制附子先煎 40min,后下余药。先武火后
文火,浓煎取汁约 150ml 左右,连煎 2 次,共取得药汁 300ml 左右,对入人参
汁后服。为防病重拒药,采用把药置冷后,少量频服。患者服药后,未发生
呕吐而觉胸中宽畅,烦闷减轻,脉见有力。至下午 1 时 45 分,患者血压升至
120/70mmHg,HR 146 次/min。停用多巴胺、间羟胺,嘱其继续频服中药,至

2时,患者呼吸困难缓解,额汗减少,端坐位转为半卧位,脉搏有力,HR 146次/min,血压同前。前方再服1剂,至下午4时,患者躁扰停而转安静,肢冷转温,脉跳有力至晚8时,升压药已停用6小时左右,血压仍稳定在120/70mmHg左右。双下肢水肿减轻,已能平卧。至此,厥愈,足温,汗止,喘平,脉滑数有力。为阴寒已退,阳气已复,患者已脱离险境。继续用中药原方加减,调治1周,病愈出院。

按 中医本无休克之病名。医者在临床中,辨证准确,抓住其主要临床症状,辨其病理机制为阴寒内痰,阳气大衰,气脱血瘀之关键,以大辛大热之附子、干姜回阳救逆,散寒;人参、附子回阳固脱,补欲脱之元气;人参、麦冬、五味子益气复脉,五味子并能收敛耗散之气阴;炙甘草温建中焦之气;复以丹参活血祛瘀而不伤正。据现代药理研究证明:生脉注射液有强心升压作用;四逆注射液经动物实验证明有强心升压改善微循环作用;丹参能使血流加快,增加红细胞的带氧能力,而有保护缺氧心肌的作用。在抢救本案休克患者中,以两方合用加味,煎汤频服,患者血压较快地回升,并保持稳定。虽在治疗过程中较早地撤去了升压药,但血压始终稳定。较单纯用西药抗休克疗效迅速而明显。尤其是对应用血管活性药后,疗效不佳或有反应者尤宜。

第三节 呼吸系统疾病

一、咳喘

咳亦称咳嗽,是指肺失宣降,肺气上逆,以咳逆有声、咯吐痰涎而言,是肺系疾病的症状之一。外感六淫邪气,脏腑内伤致功能失调,或其他脏腑病变累及于肺,皆可引起咳嗽。汉代以前,咳与咳嗽意义相同。金代刘完素《素问病机气宜保命集》云:"咳谓无痰而有声,肺气伤而不清也。嗽是无声而有痰,脾湿动而为痰也。咳嗽谓有痰而有声,盖因伤于肺气,动于脾湿,咳而为嗽也。"民间亦有将无痰的咳嗽称为"干咳"或"呛咳",有痰有声者称之为"咳嗽"。

喘即气喘,是以呼吸急促,或喘鸣有声,甚者张口抬肩,鼻翼煽动,难以平卧为特征的一种常见病症。《黄帝内经》论喘,有"喘鸣""喘喝"之称,《金匮要略》有"上气"之名,记载有"咳而上气,喉中水鸡声"表明喘之甚者或有痰阻者,患者喉中有哮鸣声。后世医家将喘哮鉴别,《医学正传》云:"哮以声响名,喘以气息言。"表明喘不同于哮。喘是指呼吸困难而言,气息迫促,升多降少,呼多吸少。哮是指喉间声响而言,开口闭口喉中皆有痰鸣声。哮病反复迁延,又可发展成为持续性痰喘,故哮必兼喘,而喘则不一定兼有哮,将哮列入喘病范围,常哮喘并称。

一般喘多伴有咳嗽而咳不一定兼喘,但咳嗽反复发作,咳久病深则由咳致喘。咳喘之间有着密切的内在联系,症状往往相兼并见,不能截然分开,仅有主次的不同。

祛痰是治疗咳喘的重要治则,是指祛除痰邪的方法,分化痰、消痰、涤痰三类。根据痰邪产生原因采用不同治法,或温化,或荡涤,或消除病因来治疗,又称化痰,属于八法中之消法。仲景论述咳喘,实者多为风寒湿邪外袭,或痰浊饮邪内阻,肺卫宣降失司;虚者多为肺固护无力,治节无权,总以实证或虚实夹杂者居多。在所探讨之方证中,除以恢复肺之宣发肃降之职外,有关温化寒痰及祛邪为务之论述,可观察到痰饮是咳喘发生主因。当痰贮于肺,不但肺气的宣通肃降不利,发生咳嗽、气喘、胸闷等症,且影响气道的通畅,成为病原体繁殖的场所,为病变产生之根。因此,气道中的痰浊未得尽除,再遇到六淫之邪的促发,极易导致肺系咳嗽的复发。如慢性支气管炎、支气管哮喘难以根治,都与痰伏气道这一隐患未能尽除有关。痰浊久伏于肺,痰浊潴留,日久导致肺虚,肺气虚极,可以发展至伤及心、肾,影响"肾主水""肾主纳气"和"心主血""心主神志"的功能,出现胸部胀闷、咳喘痰多、心悸、浮肿等症,进一步转化为"肺胀",相当于现代医学阻塞性肺气肿、肺源性心脏病等。所以,痰浊阻肺是咳喘发生发展的重要因素,是咳喘进一步转化、加重的条件,祛痰是治疗咳喘的一个重要环节。

医案精选

◎案

黄某,男,65 岁,退休工人。1959 年 12 月 28 日初诊。主诉:咳喘 2 年余,加重 7 天。久病咳喘,近日来因天气骤变,复感寒邪以致咳喘加剧,畏寒喜暖,精神倦怠疲惫,面色苍白,张口抬肩,呼多吸少,四肢厥逆,全身湿冷,自汗淋漓,口渴思热饮,尿少,痰鸣,口唇青紫,呼之能点头示意,舌质淡边青紫,苔白腻水滑,脉弦滑而结代、重按无力。该病为咳喘,证属肾不纳气、肺虚痰伏。治以回阳救逆、益气固脱,佐以解表平喘豁痰。

处方:制附子 50g,炮姜 20g(另包,开水先煨 4 小时),红参 50g,麻黄、细辛、橘红、炙桑白皮、五味子各 15g,肉桂、桂枝、胡桃仁各 20g,丹参、煅龙骨、煅牡蛎各 30g,地龙、炙甘草、麦冬各 15g。水煎频服。

二诊:12 月 29 日,服上方 4 次后病势大有好转,取半卧位,神志清醒,语言清楚,心悸,喘促已大减,自汗淋漓已止,四肢转温,脉弦滑重按有力。可进稀粥。此乃阳气得复,阴邪消散,外邪得解也,巩固疗效继进上方 1 剂。

三诊:时有咳喘,心悸不适,舌质淡,苔薄白,脉滑有力。治以宣肺散寒化痰,养心安神。

处方:制附子 50g,炮姜 20g(另包,开水先煨 4 小时),麻黄 12g,陈皮、法半夏、桔梗、杏仁、五味子、麦冬、炙桑白皮、酸枣仁、柏子仁、炒厚朴各 15g,细辛、灯心草各 10g。

5 剂而病情稳定,至今仍健在。

按 本案咳喘,系由于年老体衰,久病伤肾,根本不固,肾虚不能纳气,气返上逆而喘,肾伤及肺,肺气既虚,易招外邪而咳喘。肺肾既病咳喘频作。肺、心、肾皆虚是本,痰饮内伏是标。故用四逆汤加肉桂,大辛大热之品温扶肾中之元阳。使其真阳得复,阴寒之邪自散。加人参、麦冬气阴双补,加桂枝、细辛、麻黄一以调心营温心脉,二以解表散寒。细辛通行十二经络,散少阳之寒邪,加桑白皮、橘红宣肺止咳平喘逆;加五味子收敛耗散之肺肾之气而纳气归于肾,加胡桃仁以温固肾气;加煅龙骨、煅牡蛎一则使浮游之阳气归之于肾,二则收淋漓之汗液以固心阴;与人参配,为补敛结合,补元阴而气阴不随汗泄;加丹参、地龙活血行痰通心、脑之脉络。配方严谨,故疗效满意。

二、慢性支气管炎

慢性支气管炎以反复发作性咳喘憋气为特征。咯痰为本病的重要证候,也是病情加重或减轻的一个重要标志,对痰的辨证和治疗在本病治疗中占有重要地位。痰是人体阴阳失调、水液代谢失常而形成的病理产物,又是"从外知内""见标识本",据以辨证的主要客观依据。从辨痰本身来讲,清痰含有泡沫为寒痰,稠浊或黄稠为热痰,多而易出为湿痰,少而不易咯出为燥痰。同时还要结合舌象、脉象和其他临床资料综合辨证,更重要的是要辨明产生痰的原因。痰的产生主要与肺、脾、肾三脏功能失调有关,而本病的产生与发展,由肺而脾至肾,逐次加重,故根据临床具体情况,恢复肺、脾、肾三脏功能为治本之举。寒痰因于阳虚,当温化,即"病痰饮者,当以温药和之"。肺脾阳虚者宜苓甘五味姜辛夏仁汤,肺肾阳虚者宜真武汤加减,脾肾阳虚者宜四逆汤加减;热痰多见于急性发作期,常选用自拟的清肺化痰汤加减(炒杏仁、浙贝母、瓜蒌、陈皮、半夏、茯苓、黄芩、鱼腥草、芦根等);湿痰当健脾燥湿化痰,宜二陈汤加减;燥痰当润之,以清燥救肺汤加减。

医案精选

◎案

许某,男,72岁,慢性支气管炎病史40余年。此次急性发作后于某医院住院治疗。症见:胸闷憋气,不能平卧,稍动即喘憋、发绀、大汗出,咳嗽无力,痰白质稀有泡沫,伴全身水肿,腹胀大有腹水,已五六天不能进食,小便量少,大便稀少次频,有时失禁,舌质淡紫有齿痕,脉沉细欲绝。证属真阳亏虚,水饮上泛外溢。治以回阳蠲饮救逆,大剂四逆汤加减。

处方:附子30~60g(先煎),干姜、半夏、桂枝各12g,甘草6g,细辛3g,泽泻30g,五味子9g。

10余剂后,症状渐缓解。

按 脾肾阳虚型多见于本病终末期合并心力衰竭的患者。症见咳嗽气喘,动则加剧,不能平卧,痰白质稀带有泡沫,伴畏寒怯冷,全身水肿,纳呆,腹胀、腹水,小便量少,大便稀薄,舌质淡或淡暗有瘀点瘀斑,苔白,脉沉微,或数极无度,或结代。治以回阳蠲饮救逆。方中用大剂附子回阳救逆;干姜、甘草顾护脾阳;细辛、半夏、桂枝温化寒饮;桂枝、泽泻通阳利水;五味子敛正气且防诸辛燥药伤阴之弊。乌头类药物附子虽与半夏为相反药,但在临床应用中,两药相反相成,对阳虚之痰饮逆上疗效颇佳,未见任何不良反应出现。

第四节　消化及肝胆系统疾病

一、胁痛

胁,指胁肋部,即胸壁两侧腋部以下腰部以上的部位。胁痛是指一侧或两侧胁肋疼痛的症状,也指以胁肋疼痛(胀痛、刺痛、隐痛)为主要临床表现的病症。《黄帝内经》中多次出现了"胁痛""胁下痛""胸胁痛""心胁痛"等相近的称谓。汉唐医家沿用了《黄帝内经》的术语,如张仲景《伤寒论》称"胁痛""胁下痛""胁下及心痛";《金匮要略》中称"胁下偏痛";西晋皇甫谧《针灸甲乙经》"胸胁满痛"节,首次将胁痛症状列为专论;东晋葛洪《肘后备急方》设"腰胁痛"专节;隋代巢元方《诸病源候论》"腰背病"一节中有"胁痛候","心腹痛病"一节中有"胸胁痛候";唐代孙思邈《备急千金要方》《千金翼方》中称"胁痛""胸胁痛""胁满痛"等;王焘《外台秘要》"胸胁痛""胁肋痛"仿《诸病源候论》将胁痛症状列为专论。《诸病源候论》把胁痛归于身体前后不同部位的病症,显然只是将其作为症状。《外台秘要》虽然将"胸胁痛""胁肋痛"同归于心腹门下,较《诸病源候论》有了一定的进步,但"胁肋痛"节有方无论,可见胁痛仍被作为症状。汉唐医家还常把胁痛与胸痛并论,"胁痛"均指胁肋疼痛的症状。

医案精选

◎案

张某,女,31 岁。1983 年 7 月 26 日初诊。主诉:反复右上腹疼痛,呈阵发性加剧,呕吐胃内容物 2 天。该患者因 2 天前田间劳动,饮食不慎而过食酸冷,诱发右上腹疼痛,呈阵发性绞痛,势如窜顶状,痛时难以忍受。并反射至腰背胀痛,伴呕吐胃内容物,时而为全黄胆汁,厌油腻之品,小便赤涩,大便溏泄黏滞,舌质淡,苔白腻而水滑,脉沉紧。西医以急性胆囊炎伴胆绞痛收入院。检查:痛苦面容,面色萎黄,双眼巩膜轻度黄染,精神疲惫,神志清楚,自汗淋漓湿沾衣裤,为急性病容貌。HR 90 次/min,律齐,心肺(-),腹平坦,右上腹胃脘部及右侧胁缘下扪之疼痛拒按,腰背部叩击痛。西医给予对症、抗菌消炎治疗。其疗效不佳,请中医会诊:除上述症状外,脘腹满闷,呕逆,恶心呕吐,口渴思饮热水,喜热烫贴,畏寒就暖,舌质淡边紫暗,苔白腻而水滑,六脉沉紧。此乃胁痛之危急重症,因寒湿内盛有厥脱之危。治以温经散寒、理气化湿。

处方:制附子 50g,炮姜 20g(另包,开水先煨 4 小时),柴胡、陈皮、香附、吴茱萸、乌药、栀子、大腹皮、炒枳壳、藿香、炒厚朴各 15g,茵陈、甘草各 10g。每日 1 剂,昼夜频服。

二诊:7 月 28 日,服上方 1 次后自觉上腹部温暖舒适,并肠鸣音阵阵,伴腹中转矢气,疼痛逐渐减轻,继进 4 次,即有更衣之意,如厕排泄溏稀黄绿色大便,且量多。再进 4 剂症状明显消失,疗效满意出院。

按 本案患者为中焦阳气虚弱,肝胆疏泄失调,脾胃运化失权,饮食不慎复感寒邪致寒凝气滞。寒湿互结,阻滞肝胆之脉络。故选用吴茱萸四逆汤,温中散寒,回阳救逆以温升条达肝胆之气。加柴胡、陈皮、香附、乌药舒达气机,解郁滞;加茵陈、栀子以退黄疸;加藿香、大腹皮化湿;加炒枳壳、炒厚朴调和脾胃之气机;通腑理气,而中阳得温,寒湿得散,肝胆升降条达,脾肾调和,腑气通则胁痛痊愈。

二、胃脘痛

古代医家对胃脘痛病机的认识,基本归结为脾胃虚弱、气机升降失调。

近现代中医学者对胃脘痛的病机进行了多方面的研究,多数学者认为中焦脾胃为气机枢纽,脾升胃降是中焦气机运动的基本形式,"脾宜升则健,胃宜降则和",脾胃虚弱,升降因之失调,清气不升,浊阴不降,则气机为之壅滞,阻于中焦胃腑,以致经络不通则痛。而脾胃虚弱,则易感外邪,加之饮食、情志、劳逸失度伤胃,气血运行更加受阻,则成气滞、痰湿、瘀血等病理产物,则更加重经络不通,不通则胃脘痛作。脾胃亏虚则气血化源不足,久则胃腑失养,不荣则痛。袁鹤济指出胃脘痛之根本在胃失和降,虽痛在胃,但诸脏之有余不足皆可影响胃,而肝脾尤甚,胃脘痛初起病位主要在胃,间可旁及肝,久病则在脾,或脾胃同病,或肝脾同病,由此可见,胃脘痛其病位在胃,与肝脾密切相关。

现代医家继承了古代医家对胃脘痛的认识,在病机上遵循"气机失调、脾胃亏虚"的原则,辨证论治上更注重寒热、虚实、气血之分,对胃脘痛各型的辨证各有侧重,辨证上更注重从肝论治及痰饮、瘀血等病理产物的交织作用,随着社会压力增大及习惯的改变,胃脘痛发病更趋于寒热错杂、虚实相兼,医家在辨证上更加注重肝气、痰瘀对脾胃的影响,治疗上沿袭古代医家经典用药,如柴胡疏肝散、半夏泻心汤、旋覆代赭汤等,亦加入个人经验用药,如绿萼梅、刺猬皮等地区药材的使用。

医案精选

◎案

周某,男,61 岁。胃脘痛 20 余年,时吐酸,呃逆。开始几年,服药后可缓解;后 10 余年渐重,饥则时痛。1970 年 4 月,病情进行性加剧,持续疼痛,纳呆,体虚,便黑。急送某医院治疗,诊为"胃溃疡""胃癌待查"。建议手术,但考虑血红蛋白仅 4.5g,年老体衰,商定改由中医保守治疗。症见:按腹弯腰,呻吟不已;呕吐酸水,时时呃逆,食不下,恶寒肢冷;舌淡、苔白腻浊。证属太阴虚寒邪盛。治以温中散寒,消瘀止痛。方用四逆汤加味。

处方①:炙甘草 30g,炮姜 30g,制附子 30g(久煎),肉桂 10g,公丁香 6g。每日 1 剂,水煎服。

处方②:回生丹,每日服 2 次,每次 3 粒,痛止停服。

二诊:1 周后来诊,疼痛大减,便血止,泛酸、呃逆明显减轻。以甘草干姜汤加味缓服。

处方:炙甘草 30g,炮姜 30g,肉桂 10g,砂仁 10g,白豆蔻 10g,茯苓 20g,白术 20g。每日 1 剂,水煎服。服药调养月余,疼痛消失,饮食正常。

1979 年 7 月 20 日追访:数年来,曾轻度复发一次,服甘草干姜汤加味后愈,未再复发。七旬尚可做一些轻活。

按 《素问·金匮真言论》云:"人身之阴阳,则背为阳,腹为阴。"腹部之病,按其部位,分属太阴、少阴、厥阴。太阴为三阴之里,其脉从足入腹,属脾络胃。脾为湿土,阴中之至阴,凡伤于寒湿,则脾先受之。且与阳明胃相表里,脾虚胃亦虚,即所谓胃家不实,便是太阴病。此证显系属太阴虚寒邪盛。始终抓住太阴主证;而太阴温里宜四逆辈,故首投四逆汤加味,兼以行气通络,散滞化瘀为治,而病获愈。

三、腹泻

(一)小儿腹泻

幼儿多为稚阴稚阳之体,藩篱不密,极易外感六淫之邪,且阳气未充,外邪侵及,又易寒化致洞泻不止。临床实践表明,实则阳明者其来也速,其时也短;加之现代生活习惯之变化,空调冷饮之影响,医学知识之普及,多数患儿初期腹泻未予重视,或服抗生素未效,待下利加重方就诊,此时虚则太阴、少阴者多,且虚多实少,十泻九寒。现代医学亦认为婴幼儿时期胃肠道发育不成熟,胃酸及消化酶分泌减少,且酶的活性低下,若值气候变化,寒冷刺激,喂养不当,或过服抗生素等均可致胃肠功能紊乱,而出现腹泻,下利清水或乳食不化,或随矢气利出,缠绵难愈,但总的病机以寒、虚、脱为主。

《伤寒论》第 323 条云:"少阴病,脉沉者,急温之,宜四逆汤。"尤在泾云:"此不详何证,而但凭脉以论治,曰'少阴病,脉沉者,急温之,宜四逆汤'。然苟无厥逆、恶寒、下利、不渴等证,未可急予温法。愚谓学者当从全书会通,不可拘于一文一字之间者。"可谓一语中的。下利是运用四逆汤的主症之一。许宏亦云"今此四逆汤,乃治病在于里之阴者用也。且下利清谷……大吐、大下,元气内脱,若此诸症,但是脉息沉迟微涩,虚脱不饮水者,皆属于阴也。必以附子为君,以温经济阳。以干姜为臣,辅佐之。甘草为佐为使,以调和二药而散其寒也。"许宏亦首肯下利清谷为四逆汤主证之一。

医案精选

◎案

刘某,男,2月龄。1989年3月初诊。患儿刚满月即发生腹泻,每日四五次,经西医治疗服抗生素、角蒙脱石等未效,且呈加重趋势,日泻清水、奶瓣等物10余次,甚则滑脱流溢不禁,转请中医诊治。视之面色黄白不华,口唇色淡,舌质淡,舌苔薄白,手足不温,指纹色青达气关,肛门微红,扪之不热,诊为少阴下利,宜温阳止利,遂予四逆汤加味。

处方:制附子1g,干姜3g,炙甘草2g,伏龙肝20g,粳米3g。水煎米熟汤成,浓缩至20ml,每日分3次服完,2剂后利止。

◎案

王某,女,7月龄。2005年7月初诊。时值炎夏,天暑下迫,地湿上蒸,家长啖饮冰冷之时,顺势与小儿喂饮,加之空调昼夜不息,遂致腹泻,每日六七次,服西药消炎止泻类药不效,且日益加重,转而求诊中医。其母诉10余日来,每日泻10余次,皆清水乳食之类,嗅之无味,刻下肛门淡红,扪之少腹不温,手足亦然,且熟睡时两目露白睛,肌肉四肢轻微眴动,盖形寒饮冷,戕伐稚阳之体,先中寒腹泻,继则太阴失燠,少阴阳衰,且有慢脾之虞,急煎四逆汤。

处方:制附子2g,干姜4g,炙甘草3g,伏龙肝30g。

服2剂后腹泻减半,又予原方加粳米3g,炒山药10g,服3剂后诸症平复,又以四君子汤出入燮理10余日而愈。

按 小儿本属稚阴稚阳之体,易寒易热,且脾常不足,极易感邪而致腹泻,自利清水,实则阳明其时短,虚则太阴其日久,腹泻不愈常游走于太阴、少阴之间。中寒本为寒病,总由阳微阴盛而来,稚阳之体不耐寒袭,外寒又易直中少阴肾经,使脾肾俱寒,腹泻清水,乳食不化。且中寒与邪传少阴不但有相似处,在一定程度上还具相关性,二者联系紧密。形寒饮冷,寒从外入则为中寒,戕伐中阳,由脾及肾则易入少阴。而伤寒少阴证,肾中真阳既微则寒从内生,肾阳为生气之源,肾中阳气充沛则六淫之邪难犯。肾阳稚嫩或少阴阳虚则易致中寒,而表现为在外、在上、在中之阳气衰微不振,并渐由肤冷不温(卫出下焦,卫阳失煦)、乳食不化(卫出中焦,脾阳不健)、四肢发冷(四末者,诸阳之本)之阳微轻证而致呕吐痞胀(脾阳不振),下利无度(肾阳已伤)等阳衰重症,因此治疗中寒证应及早施治,视脉微恶寒,下利清谷,日十余行,呕恶腹冷,乳食不化,食欲不佳者,必以回阳温中为首务。《黄帝内经》云:"伏其所主,先其所因。"在少阴将传未传之际,用四逆汤单刀直入,回阳救急,此亦截断扭转之法,临证常能获捷效。方中制附子树帜擎旗,直温脾肾之阳,陈修园谓"附子味辛性温,火性迅速无不到,故为回阳救逆第一要药"。肾阳复则一身之阳足,且得干姜相助相辅相成,一走一守,干姜助制附子以壮将馁之肾阳,制附子助干姜健已伤之脾阳,辅以炙甘草一以缓姜附之烈,二以甘缓之能续姜附之力,三以辅干姜温健脾阳,四以阳中求阴,彰显护阴之旨,合而脾阳得健,肾阳得复,下利能止。

用四逆汤治疗婴幼儿腹泻要把握辨证要点,对于婴幼儿腹泻久治未愈,持续时间长,下利清水或乳食不化,色白无臭,肛门虽红但不热,临床热象不明显者为重要指征。若单纯腹泻清水,下利无度,原方四逆汤即可获效;若腹中肠鸣,伴呕恶,可加粳米、半夏、大枣,仿附子粳米汤之意。若呕吐清水,滑脱不禁可加入伏龙肝;下利日久,真气耗散,可酌加红参以固脱之。若服药有困难亦可以原方诸药为极细末,加少许荞面,用白酒、食醋各半调为糊状,外敷双足涌泉穴亦效。

(二)经行腹泻

◎案

李某,女,20岁,未婚。1994年6月4日初诊。每于月经来潮时,腹痛、腹泻1年,曾服中西药物,收效不佳。妇科检查,子宫及附件未见明显异常。平素畏寒,畏风,手足心常汗出发凉,月经延期而色淡,舌淡、苔薄白,脉沉细。辨证为肝肾阳虚。方用四逆汤加减。

处方:制附子9g(先煎),生姜10g,甘草5g,当归12g,大枣5枚。隔日1剂,连服3剂。

二诊:附子减半,余药不变,再服5剂。

三诊:经水至,行经4日,血量增多,色红、质稠,痛减无泻。嘱经后服金匮肾气丸巩固疗效。

四、倾倒综合征

倾倒综合征,又名餐后综合征,是胃切除术后一种并发症。临床表现为患者进食半小时内出现上腹饱胀、发热感、恶心呕吐、头昏眩晕、心慌、大量汗出、面色苍白、神疲乏力、脉搏加快、血压降低等症,甚者还伴肠鸣、腹痛、腹泻等。此病发病率为10%～30%,女性多见。发病原因目前尚未完全明了,对此病亦无特效疗法。若症状严重,长期不愈者,需再次进行手术,将会给患者带来更大的痛苦,患者也不易接受。严氏根据辨证论治原则,运用四逆汤加味治疗倾倒综合征18例,取得较好疗效,现报道如下。

临床资料本组18例,均系门诊患者,男性4例,女性14例;年龄最小者28岁,最大者58岁,平均43岁;病程最短2个月,最长2.5年。其中胃溃疡手术10例,十二指肠球部溃疡手术8例。诊断标准按人民军医出版社《临床疾病诊断依据治愈好转标准》一书诊断。治疗方法:全部病例均采用四逆汤加味。

处方:制附子10g(先煎),淡干姜8g,炙甘草10g,党参15g,白术12g,黄芪30g,丹参30g,白芍20g。

若病情较重,神疲气短,脉细无力者,重用党参30g;腹胀纳呆者加鸡内金10g、焦山楂15g;失眠头昏者,加茯神10g、酸枣仁10g。每日1剂,每剂浓煎200ml,分2次服,1个月为1个疗程。服药期间宜少食多餐,减少碳水化合物,增加蛋白及脂肪类食物,进食后躺卧半小时,空腹和餐间多饮水。治疗结果:经2个疗程治疗,临床治愈:症状消失,无并发症,8例;好转:症状减轻,但仍可诱发,8例;无效:症情无改善,2例。

按 倾倒综合征是一种病因尚未明了、复杂难愈之疾病。中医认为本病由中焦戕损、脏腑功能失调所致。患者中阳素虚,胃切除后中阳更虚,甚则累及肾阳受损,肾水泛滥,上凌中土,使脾运无力,清阳不作,浊气不降,不能腐熟水谷,泌其津液,而致气血不足,脏腑失濡,从而出现一系列心血管和胃肠道症状。治疗应以温运中阳、健运脾土为其大法,与《伤寒论》四逆汤方较为合拍。该方由附子、干姜、甘草组成,具有回阳救逆、温中散寒之功。运用此方目的亦即取其回阳之意,救其逆乱之质,使脾阳恢复正常转输功能。基本方中配丹参养血活血,白芍酸敛收涩,敛阴止汗,减少胃肠蠕动,减慢胃中水谷下降速度,加党参、白术、黄芪增强益气升阳之力,从而取得满意疗效。

第五节　妇科疾病

一、痛经

痛经又称经行腹痛,是指妇女正值经期或经行前后,出现周期性小腹疼痛,或痛引腰骶,甚至剧痛晕厥者。有关痛经的记载最早见于《金匮要略·妇人杂病脉证并治》:"带下,经水不利,少腹满痛,经一月再见者。"《诸病源候论》首立"月水来腹痛候",认为"妇人月水来腹痛者,由劳伤血气,以致体虚,受风冷之气,客于胞络,损冲任之脉"。痛经以"不通则痛"与"不荣则痛"为主要病机,其所以随月经周期而发作,是与经期冲任气血变化有关。非行经期间,冲任气血平和,致病因素未能引起冲任、胞宫气血阻滞或失养,故不发生疼痛。而在经期和月经前后,由于血海由满盈而溢泻,气血由盛实而骤虚,冲任、胞宫气血变化急骤,致病因素乘时而作,导致痛经的发生。

医案精选

◎案

史氏等用四逆汤加味治疗痛经 85 例,一般资料:本组 85 例均系医院妇科门诊患者,其中 12 ~ 18 岁 23 例,18 ~ 25 岁 26 例,25 ~ 35 岁 18 例;35 ~ 45 岁 18 例,已婚 41 例,未婚 44 例;合并子宫内膜异位症 7 例,子宫肌瘤 2 例;有盆腔手术史 2 例;病程最短 3 个月,最长 7 年。临床表现:痛经,小腹冷痛,痛引腰腑,伴有面色苍白,出冷汗,四肢厥冷,恶心呕吐,腹泻,甚者昏厥,苔白,脉沉紧。治疗方法:予四逆汤加味治疗。

处方:制附子6g,干姜9g,甘草12g,延胡索12g,五灵脂12g,乌药10g,木香7g,小茴香15g,生蒲黄12g,白芥子7g,血竭3g(冲服)。

如兼血瘀者加莪术9g、炒乳香10g、炒没药10g;小腹冷加荜拨9g、芦巴子10g;兼气虚加人参12g、香附10g;腹泻者加薏苡仁30g、山药12g;青春期患者加巴戟天12g、紫河车9g;恶心呕吐加陈皮9g、砂仁9g;育龄期兼不孕患者可加紫石英20g、蛇床子12g。每月于经前5日开始服药,经期继续服用,连用10日,每日1剂。经后可暂停服用。如合并子宫内膜异位症、不孕症等,经后可根据不同病情,继续服用调经治本药物,3个月为1个疗程。治愈:疼痛消失,连续3个月经周期未见复发;好转:疼痛减轻,或疼痛消失,但不能维持3个月以上;未愈:疼痛未见改善。治疗结果:本组85例,治愈48例,占56.5%;好转33例,占38.8%;无效4例,占4.7%。总有效率为95.3%。

◎案

杨某,女,16岁。2000年9月14日初诊。痛经4年。12岁月经初潮,周期28日,行经5日,经行小腹冷痛,有小血块,伴有冷汗、恶心、四肢不温,唇甲青紫,大便溏薄,每至月经来潮,难以坚持学习,必服止痛片,肌内注射阿尼利定等方可勉强维持,末次月经为2000年8月17日。来诊时适逢月经将至,小腹轻微胀痛,面色略显苍白,舌质紫暗,脉沉细。盆腔B超未见异常。辨证为寒凝气滞。治以温阳散寒、行气止痛、伸发阳气。方用四逆汤加味。

处方:人参12g,制附子5g,干姜9g,甘草10g,川楝子15g,延胡索12g,白芥子12g,五灵脂9g,莪术9g,木香7g,小茴香12g,血竭3g(冲服),乌药12g,巴戟天12g。水煎服,每日1剂。连服7剂,经期不停药。

服药后月经于2000年9月16日来潮,小腹微痛,行经5日,无其他不适。于上方加细辛3g,于下个月经周期,经前2日开始服药,共服7剂。2000年12月经来潮,行经5日,量中等,未出现腹痛。嘱停药观察,禁寒凉、生冷食物。随访4个月未见复发。

按 有学者对痛经的病理机制做了大量的研究,认为痛经患者外周血与月经血中前列腺素的含量高于正常人,前列腺素作用于子宫内膜,引起子宫肌肉痉挛,导致局部供血不良,而致痛经;痛经患者的血液存在高凝状态,血小板聚集性增高,血瘀加重。痛经严重者表现为疼痛剧烈、冷汗、四肢厥冷、腹泻、呕吐、面色苍白、昏厥等。这些症状与四逆汤证极为相似,且与寒凝气滞型痛经的机制一致,故采用四逆汤为主治疗,收到很好疗效。四逆汤中附子温阳逐寒,迅达内外;干姜温中焦之阳,而除里寒;炙甘草益气温中,共奏破阴回阳之功,可缓解子宫肌肉痉挛性收缩,降低宫颈狭部的紧张度,使其局部缺血缺氧状态得到改善,减轻腹痛。在此基础上加用延胡索、五灵脂、蒲黄、小茴香、乌药、血竭、炒乳香、炒没药等,用于寒凝气滞型痛经,只要辨证准确,用之捷效。

二、崩漏

崩漏是指月经周期、经期、经量均严重紊乱,经血非时暴下不止或淋漓不尽的疾病。该病病因多端,病机复杂,既是妇科临床常见病、多发病,又属疑难急重病症。疑在对该病的疾病范畴认识尚不一致;难在病因多端,病机错综复杂,病情反复发作,临床治疗棘手,诚如《妇人大全良方》所说:"五崩是妇人极重之患,疗之最难。"徐春甫《妇科心镜》亦有"妇人崩漏最为大病"之说;同时又可因经血暴下不止,致亡阴亡阳而成急重之证,严重影响患者健康。如程门雪《妇科学讲义》说:"崩漏,重症也。轻者缠绵成损,重者立致殒生。"

现代中医学者对崩漏进行了较为深入地研究,对其发病机制及辨证治疗进行了探索。在"急则治其标,缓则治其本"原则的指导下,采用"塞流""澄源""复旧"的治疗方法,形成以止血治标、调周治本的治疗特色,具有疗效好、不良反应小的特点,显示出中医治疗该病的优势。

医案精选
◎案

邱氏在临中的火神派的"扶阳"理论为指导原则,采用"四逆汤合温经汤化裁"以"姜附参胶艾归"为基础方、扶阳固本,温经止血,对 25 例崩漏患者进行了临床疗效跟踪观察,获得了较满意的临床疗效,现报道如下。一般资料:本组 25 例均为 2008 年 6 月至 2010 年 10 月的门诊患者,最小者 17 岁,最大者 45 岁,病史最长 1 年余,最短 1 月余,发病季节不定,体检及妇科检查排除全身性、器质性疾病(如血液病、生殖系统肿瘤等)。诊断标准:妇女不在行经期间阴道大量出血或持续下血,淋漓不止者,属于西医的功能性子宫出血(简称"功血"),是由于卵巢功能失调引起的子宫异常出血,临床表现为月经周期紊乱,出血时间延长,经量增多,甚则大量出血或淋漓不止。治以扶阳固本、温经止血。

处方:制附子 15g,炮姜 15g,当归 10g,黄芪 30g,阿胶 20g,炒艾叶 15g,炒香附 10g,红参 15g,炙甘草 10g。

治愈:用药 3 ~ 9 天内血止,巩固治疗,停药后月经正常复潮。显效:用药 3 ~ 9 天血减未止,停药后复作。无效:阴道流血未见改善,甚则加重。治疗结果:本组 25 例,经 3 ~ 9 天治疗,治愈率 96% 以上,有效率 100%。

按 本病发生的主要机制是冲任损伤,不能制约经血所致,临床证型以肾虚、脾虚、血热、血瘀型多见。治则"急则治其标,缓则治其本",掌握"塞流""澄源""复旧"三法随症运用,用药以清热固经汤、固本止崩汤、左归、右归等,但疗效不甚理想。依据火神派理论"失血诸证,阳虚者十之八九,邪火者十之一二"的理论为指导,发现崩漏患者脾肾阳虚,冲任不固,阳不摄阴所致者居多,运用扶阳理论为指导综合辨证论治,取得了较传统方法更为明显的疗效。

附子纯阳有毒,为补益先天命门相火第一要药,通行十二经,温阳固冲任;炮姜性味苦涩温,归肝脾经,长于温经止血;红参、黄芪、炒香附、炒艾叶益气固摄,温经止血;炙甘草益气温中且能缓姜附之烈;阿胶养血、止血。姜附追散失之元阳,引火归原。崩漏日久,气血皆虚故以红参、黄芪、当归、阿胶益气养血摄血,佐以炒香附、炒艾叶解郁调气,温经止血,标本兼治,扶正固本,药专力宏,取效迅捷,为治疗崩漏的上乘之法。

◎案

张某,女,45 岁。鼻出血淋漓不止反复发作已半年有余,血色淡红、质稀,遇冷出血次数增加。近来血中间有牛奶样分泌物,且伴有懒言少语,倦怠乏力,遂来就诊。初诊:鼻出血约50ml,色淡质稀。面色㿠白,气短声低,形寒肢冷,精神萎靡不振,咳嗽吐痰带血丝。近2个月来,月经淋漓不断,色淡红质清稀,舌质淡、苔薄白、脉沉微细。观其脉证相合,纯属一派阳虚之象。治以温阳摄血,予四逆汤。

处方:制附子、炮姜各9g,炙甘草6g。2剂,每日1剂,水煎服。

二诊:服上药后,诸症均减,效不更方,守上方2剂。

三诊:诸症已愈,唯觉口苦咽干,舌面偶生小疮。改投导赤散加制附子12g,2剂。后经随访,未见复发。

按 四逆汤原为治少阴寒化证而设,并有治疗鼻衄的记载。本病脉证合参,纯属阳虚失固,故上则鼻衄,下则月经淋漓。《黄帝内经》云:"阳密则固。"故选用四逆汤,把原方中干姜改为炮姜,且倍用之,加强通阳止血之功。生附子大辛大热,温肾复阳,但有毒,今改用制附子,减其毒性;炙甘草甘缓和中,温养阳气,一则可以缓姜附之燥性,二则能补中益脾,协助姜附发挥温阳固脱止血之力。诸药相合,共奏温阳振血之功。

◎案

吴某,女,43岁。1978年6月12日初诊。病史:自1971年,因失眠与低血压时而昏倒,当时未予重视。1975年以后,发病频繁;尤其是经量多、间隔短,长期大量失血,不能坚持工作。先后经北京数家医院均诊断为"功能性子宫出血"并发"失血性贫血症"。曾转外地医院,诊断如前,经治疗无效。症见:行经不定期,停后数日复至,淋漓不断,色暗淡,夹乌黑瘀块甚多。头痛、浮肿、纳呆、蜷卧、不寐、惊悸,气短神疲,肢软腹冷,恶寒身痛。面色苍白,形容憔悴。舌质淡,苔白滑,根部微腻。脉沉而微细。证属太阴少阴崩漏。治以温经散寒、复阳守中。方用甘草干姜汤。

处方:炮姜30g,炙甘草30g。3剂。

按 患者面色苍白,少腹冷痛,食少纳呆,舌淡苔白,皆足太阴脾亏损之证。脾主中气,统摄血液。脾气既亏,则血溢下流。且脾为生化之源,后天之本。脾气虚,则不能正常消化吸收营养物质。故本案崩漏,首责太阴虚寒,不能摄血归经。崩漏失血,与足少阴肾关系尤为密切。因少阴肾为冲任之本,专司封藏。封藏不固,则冲任失守。患者恶寒蜷卧,四肢清冷,脉沉微细,皆命门火衰,阴寒内盛之象。肾阳虚损,固摄无权,故月事不定时而下,持续不断。阳气不振,不能温化血液,故下血暗淡,瘀块甚多。腰为肾之外府,肾虚并湿寒阻滞,故腰背骨节酸痛。肾生髓,脑为髓海,肾虚则髓海不足,故头昏目眩。同时病入少阴,损及手少阴心,故心悸怔忡,气短神疲,睡卧不安。加以漏下失治,失血耗血过多,妇女本以血为本,长此以往,终于病卧难支。此病关键在于心肾阳衰,阴寒内盛,脾肾虚寒,中阳不振。法宜扶阳祛阴,引血归经,从崩漏之根本入手,投以甘草干姜汤施治。

二诊:服药后胃口略开,仍恶寒身痛。继以甘草干姜汤合麻黄附子细辛汤,温经散寒,表里兼治。

处方:炮姜30g,炙甘草30g,麻黄9g,制附子60g(久煎),细辛3g。

上方随症加减,制附子加至每剂120g,炮姜120g,共服25剂。

按 甘草干姜汤,《伤寒论》原治太阳病阴阳两虚之变证,《金匮要略》以主肺痿之属于虚寒者;后贤借治失血,引血归经。干姜辛温,辛与甘和,则从阳化;干姜炮黑,其味即苦,苦与甘和,则从阴化。今取其甘以化热,守中而复阳,阳升则能统血;取其苦甘以化阴,则阴血得养。《仁斋直指方论》说:"甘草干姜汤,治男女诸虚出血,胃寒不能引气归原,无以收约其血。"故本例选用此方。今合麻黄附子细辛汤,因有寒中少阴之象,而复连太阳之邪。以附子、细辛,专温少阴之经;麻黄得附子之助阳托里,俾外邪之深入者可出,而阳气亦不致随汗而越。再与甘草干姜汤合而用之,更有相得益彰之妙。

三诊:全身浮肿渐消,畏寒蜷卧、头痛身痛均好转。崩漏止,月事趋于正常,瘀块显著减少。舌质转红,仍偏淡,苔白滑,根腻渐退。病已明显好转,阳气渐复,阳升则阴长;但仍有脾湿肾寒之象。治以扶阳和阴、补中益气。以四逆汤合理中汤加味主之,随症增减,共服40余剂。

处方:制附子60g(久煎),干姜15g,炙甘草30g,党参30g,炒白术24g,茯苓20g,炮姜30g,血余炭30g,肉桂10g(冲服),鹿角胶6g(烊化)。

至1978年10月中旬,月经周期、经量、经色已正常,诸症悉愈,恢复全日工作。春节前后,因任务急迫,每日坚持工作12小时以上,自觉精力旺盛。1979年3月临出国体检时,均属正常。

按 "妇人之生,有余于气,不足于血,以其数脱血也"。患者长期漏下,大量失血,已虚衰难支。必须从病根入手,方能奏效。李东垣云:"凡下血证,无不由于脾胃之首先亏损,不能摄血归原。"

张景岳云:"凡见血脱等证,必当用甘药先补脾胃,以益发生之气……则阳升阴长,而血自归经矣。"结合患者舌象脉证,其长期漏下失血,首"属太阴,以其脏有寒故也"。为此,始终以温脾为主,连用甘草干姜汤,守中而复阳,以摄血而生血。再者,三阴证虽无合病、并病之名;但临床所见,三阴经证亦多交叉出现。本案患者即由脾胃虚寒性之太阴证未愈,进而发展为全身虚寒性之少阴证。肾阳虚衰,封藏无权,导致冲任不固而崩漏下血不止。为此,复以太阴少阴同病辨证论治。又患者少阴里寒,并外连太阳之证;阴阳两经,表里皆病。里寒宜温,表实当解;而三阴表法,又与三阳不同。"三阴必以温经之药为表,而少阴尤为紧关"。故以散邪温经之剂主之,并重用附子至120g。《金匮要略》曾载:一妇人怀娠六七月,脉弦发热,似有表证。而其少腹恶寒之状,如扇风之侵袭。所以然者,因其人阳虚子藏开,寒邪侵入。故仲景以"附子汤"温子藏而祛寒。但可惜此方早已失传,现存经文亦不纯,必有残缺。李彣注:按子藏即子宫。尤在泾曰:附子汤未见,然温里散寒之意概可推矣(《订正仲景全书》)。关于本案漏下诊治,一再重用附子者,亦即仿效仲景佚方之意。

第六节 肾系疾病

一、慢性前列腺炎

慢性前列腺炎是成年男性的常见病和难治病,严重影响患者的生活质量。它是以下尿路症状和膀胱生殖区疼痛为主要表现的临床综合征,常由数种不同原因所致的具有独特形式的疾病共同组成,故又称为慢性前列腺炎综合征。

慢性前列腺炎属于中医"精浊"的范畴,其病位在精室、精窍,与肾和膀胱相关,同时与肝、肺、脾、心、三焦等也有密切关系,其病机特点是:肾虚为本,湿、热、瘀、毒为标。

医案精选

◎案

邱某,男,23 岁。2007 年 10 月 13 日初诊。患者自觉阴囊潮湿半年余,曾在某医院诊为"慢性前列腺炎",经多次静脉滴注、口服抗菌药乏效而前来诊治。症见:阴囊潮湿、会阴坠胀、小腹痞闷、口淡不渴、大便稀溏、喜暖恶寒,舌淡胖,苔滑腻,脉沉弱。证属阳虚寒湿。治以温化寒湿。方用四逆汤加味。

处方:制附子 12g,干姜 15g,炙甘草 15g,蛇床子 15g,茯苓 18g,花椒 6g,苦参 12g,苍术 15g,白术 15g,地肤子 30g。6 剂,水煎服,每日分 3 服。

二诊:诸症有所改善,复以前方 6 剂。

三诊:阴囊潮湿基本消失,会阴小腹仍有痞胀不适;原方减茯苓、地肤子各为 15g,加小茴香 5g,青皮 10g,又以前方 6 剂。之后,复以前方治疗 20 余剂,诸症悉除;随访半年,症状未再出现。

按 前列腺炎是男科常见病,也是比较难治病之一,近年来有低龄化趋势。治疗本病常常从湿热论治,而此患者病症表现以寒湿为主,治以温阳散寒化湿。方用四逆汤温阳散寒,加花椒、蛇床子温阳散寒除湿,加苍术、白术、茯苓健脾燥湿利湿,苦参、地肤子既能燥湿利湿,又能防止温燥药伤阴。诸药配伍,达到预期治疗目的。

◎案

张某,男,57 岁。某电影制片厂导演。病史:1961 年冬,在某地农村,睡新修湿炕而致病。初起,一侧睾丸肿大,坐立行走均疼痛难忍。因未能及时就医而日益加重。某医院确诊为前列腺炎。经某中医研究所治疗 1 年而愈。1974 年冬,旧病复发,先后迁延约 3 年。开始仅尿频,睾丸不适;服中药清热利尿剂数付,即告缓解。其后屡犯屡重,不仅尿急,尿频,尿路灼痛,并常感生殖器冰冷麻木。某医院检查确诊,仍属前列腺炎。从 1977 年 4 月至 8 月,开始采取中西医各种方法治疗,化疗、超声波理疗、热水坐浴、针灸、按摩等,同时服清热解毒利湿等中药 150 多剂。但自觉症状有增无减,并发展至阳痿,全身瘫软,步履艰难,终于被迫全休。1977 年 8 月 30 日来诊,按少阴阳衰阴盛证论治,治疗 3 个月病愈。

初诊:恶寒蜷卧,肢体萎软,神靡,头晕,不寐,食欲大减(每餐只进 50g)。睾丸坠胀及腹,常感凉麻疼痛,小便混浊频数,阳痿。面色萎黄暗黑,舌质淡白,全舌白苔密布,根部苔淡黄厚腻,脉象沉微细。此为少阴阳衰,阴寒内盛。法宜补阳温肾、散寒止痛。以四逆汤加肉桂主之。

处方:制附子 120g(久煎),干姜 120g,炙甘草 60g,肉桂 15g(研末冲服)。3 剂。

连服 3 剂,少腹和睾丸坠胀疼痛减轻,小便色转清,尿频也好转,阳气渐复,原方制附子、干姜减至 60g;再加茯苓、炒白术,以健脾除湿,继服 30 剂。头晕、失眠、恶寒、乏力、少腹及睾丸坠胀,均进一步减轻,生殖器凉麻之感亦较前轻微。

按 此病恶寒肢冷,神靡蜷卧,为心肾阳衰,不能温煦,正气不足,反为邪因;睾丸坠胀,常感凉麻疼痛,为肾气衰弱,不能温养筋脉,阴寒凝聚,气血阻滞。这表明少阴阳虚寒化之主证已比较突出。少阴寒化之阴寒内盛,属阴、属里、属虚、属寒,为全身性之虚寒证,必然累及人之整体功能及多种脏腑。小便频数,为肾气亏耗,固摄失司;小便混浊,为气虚失调,不能制约脂液。阳痿,为下元亏损,命门火衰,失其作强。面色黄为寒湿;黄而萎,属脾阳不振;兼黑为寒,为痛;暗而无泽,乃肾阳虚衰。舌质淡者阳气之败;白者脏腑极寒。脉象沉而无力,里虚甚;微者,阳气衰而无力鼓动血行;细者,阴血不足,脉道不充。综上所述,皆属少阴寒化,阳衰阴盛之主证贯穿全局。须抓住根本,以祛阴扶阳为急务。

二诊:恶寒、神靡,生殖器凉麻痛等症进一步好转。舌质稍现红润,黄白厚腻之苔已减。唯少阴心肾两脏,心主血主火;肾为水火同宫之脏,藏真阴真阳之气。患者全身性虚寒证,不仅伤及肾阳,同时累及肾阴。法宜继续温补肾阳,兼顾其阴,再佐以温中健脾为治。方用四逆并理中加味主之。

处方:制附子 60g(久煎),干姜 60g,炙甘草 60g,党参 30g,肉桂 10g(研末冲服),冬虫夏草 15g,枸杞子 30g,菟丝子 30g,茯苓 20g。

服药 10 余剂,诸症继续好转。其后,根据病情加减,姜附减至 30g,又服 10 余剂。

三诊:经检查,前列腺炎基本痊愈。同时,多年来的低血压、头昏、失眠等症,亦均消失;饮食骤增,精神大振。后以壮阳益肾,养心安神之剂,配成丸药,缓缓调养,以巩固疗效。

处方:制附子 120g,肉桂 30g,朱砂 15g,冬虫夏草 30g,琥珀 20g,麝香 0.3g,枸杞子 30g,肉苁蓉 30g,柏子仁 30g,菟丝子 30g。

1977 年 12 月初,病愈而恢复工作。1978 年 12 月 10 日来信说:"我们的工作,经常需要跋山涉水,战严寒、酷暑、大雪、狂风、烈日、暴雨……我的病经范老治愈后,已拍完一部故事片,目前,正准备迎接新的战斗。"(《范中林六经辨证医案》)

按 本案并非四逆证,为什么要用四逆汤?《伤寒论》中的四逆汤,为回阳救逆的主方,但根据范中林老中医多年的临床经验,其作用不局限于此。除阳虚欲脱、脉微欲绝等典型四逆证以外,还可广泛用于一切阳虚阴盛之患者。从伤寒六经辨证来看,大凡三阳病中某些变证、坏证,三阴病中之虚寒证,皆可酌情用之。在临床上如何准确地、灵活地运用四逆汤?关键在于严格掌握阳虚阴盛疾病的基本要点。除上述典型的四逆证以外,这些要点,大体上还包括:舌质淡白,苔润有津;面色晦暗无泽;神疲,恶寒,四肢清冷,口不渴,或渴而不思饮;或喜热饮;大便不结,或虽大便难而腹无所苦,或先硬后溏,夜尿多,脉弱等。在准确辨证的前提下,还必须严格掌握用药配伍和剂量轻重。附子用量应针对病情恰如其分,并须久煎一个半小时以上。附子无姜不燥,干姜的用量须灵活掌握。在阳虚阴盛而未至四逆,舌质虽淡而不甚,苔虽白而不厚的情况下,干姜可酌情少用;反之可多加,直至与附子等量。甘草的用量不超过附子的一半,大体与干姜相等。必须指出,阳虚阴盛之人,初服辛温大热之品,常有心中烦躁,鼻出黑血,喉干,目涩或赤,咳嗽痰多,面目及周身浮肿,或腹痛泄泻,或更加困倦等,此并非药误,而是阳药运行,阴去阳升,邪消正长,从阴出阳之佳兆。服药后比较理想的反应,是周身暖和,舌质和面色均现红润。此时即可用少量滋阴之品,以敛其所复之阳,阳得阴敛,则阳有所依,自然阴阳互根相济,邪去正安。

二、水肿

水肿是因体内水液潴留,泛溢肌肤,表现出颜面、胸背、四肢甚至全身浮肿为特征的一类病症。在《黄帝内经》中称之为"水"并根据不同症状分为风水、石水、涌水。《灵枢·水胀》对其症状做了详细的描述:"水始起也,目窠上微肿,如新卧起之状,其颈脉动,时咳,阴股间寒,足胫瘇,腹乃大,其水已成矣。以手按其腹,随手而起,如裹水之状,此其候也。"《金匮要略》中称之为水气,按病因、脉证分为风水、皮水、正水、石水和黄汗五类。又根据五脏证候分为心水、肝水、脾水、肺水、肾水。至元代朱丹溪在其《丹溪心法》中又将水肿分为阴水和阳水,并沿用至今。关于对水肿病位的认识,历代医家多认为主要与肺、脾、肾三脏有关,在《素问·水热穴论》已经指出"其本在肾,其末在肺,皆积水也"。《素问·至真要大论》提出"诸湿肿满,皆属于脾"。而到《景岳全书·肿胀》中则明确指出:"凡水肿等证,乃肺、脾、肾三脏相干之病。盖水为至阴,故其本在肾;水化于气,故其标在肺;水唯畏土,故其制在脾。今肺虚则气不化精而化水,脾虚则土不制水而反克,肾虚则水无所主而妄行。"关于水肿治疗,早在《素问·汤液醪醴论》中就提出"开鬼门""洁净府""去宛陈莝"的治疗原则。在《金匮要略·水气病脉证并治》中又提出"诸有水者,腰以下肿,当利其小便,腰以上肿,当发汗乃愈"。

四逆汤方中附子、干姜虽同属味辛性温的药物,但附子擅于大补命门真火,温发阳气,祛散寒邪;干姜专于温中散寒,消食开胃,两者合用能相得益彰,增强回阳之力。炙甘草既有温养阳气之功,又能缓和姜附过于燥烈之性,深得《黄帝内经》"寒淫于内,治以甘热"之旨。故用以治脾肾阳虚水肿常收良效。因水液在人体代谢调节过程中,主靠肺、脾、肾三脏升降功能的协调来进行。脾主运化宜升,故水液入胃,经脾吸收,"脾气散蒸""上输于肺",肺气肃降,通调水道,推动水液敷布全身,除一部分变为汗液排出体外,其余则降输于肾,又经肾阳的温化作用,把可供机体再利用的一部分,蒸腾上升,再经脾、肺的敷布,供全身使用;另一部分不能再利用的废水,始由肾的气化作用,下输于膀胱,变成尿液排出体外。因此,形成水肿的病机与肺、脾、肾三脏密切相关。

医案精选

◎案

庞某,男,24 岁,待业。2006 年 8 月初诊。主诉:全身浮肿,头晕、身重 4 年,加重伴心悸气短 2 天。4 年前不明原因出现肢体浮肿,但食欲好,二便正常,在某医院反复医治 2 年之久。虽经各种检查,但始终没有明确诊断,疑为尿崩症。予西药治疗,病情时轻时重,后拟诊断为遗传相关性疾病,无奈患者抱病在家,近 2 年来患者述浮肿轻轻重重,很容易感冒,但尿量无明显减少。近 2 个月因肿甚,心悸气短明显,并出现鼻衄,头晕,食欲不振,大便溏稀,1~3 次/日,夜尿频 4~6 次/晚。症见:头晕倦怠,心悸气促,身重腹胀,下肢浮肿,少气懒言,面白无华,双目无神,鼻衄,肌肤甲错,纳呆,大便溏薄,尿少,舌淡苔白,脉细数。诊断为水肿。证属肾水(真阴真阳)亏乏。根据"数则为劳,数则为虚"的原则,宗仲景"劳者温之"的治疗大法,治以补后天以生先天,即补脾土制肾水,补脾土以伏心火。方用附子理中汤加减。

处方:制附子 30g,党参 30g,白术 30g,干姜 20g,炙甘草 20g,茯苓 30g,泽泻 30g,猪苓 30g,桂枝 15g,白芍 15g,补骨脂 15g,淫羊藿 15g。3 剂,每日 1 剂,水煎服。

二诊:服药 3 剂后,水肿减轻,食欲有所好转,大便次数减少,效不更方,上方继服 5 剂。

三诊:患者面稍有红润,上方减茯苓、白术、泽泻、猪苓、桂枝,继服 5 剂。

四诊:纳食可,基本不感到头晕,心悸气短缓解,大便基本成形,1~2 次/日。舌淡红,苔薄白,脉细数。初诊和三诊的处方各开 5 剂,嘱隔日交替应用。半年后见患者母亲,知其春节期间走亲戚过频,没及时休息,病情突然加重,出现无尿,不日离开人世。

按 四逆汤能治三阴伏寒(足太阴、足少阴、足厥阴)阳虚而阴寒太胜的四肢厥逆、寒邪在里之证。该患者症情复杂,本应根据"急则治其标,缓则治其本"的原则,给予利尿,考虑患者虽有水肿但尿量偏多,所以治疗以培土治水,补后天以生先天。方用附子理中汤加减,该方用干姜、附子的大辛大热来生发阳气,祛散寒邪又配甘草的甘温益气补中,既助阳气生发,又能缓和干姜、附子辛热燥烈,达到培土治水的目的;茯苓补脾利水,人参补气益脾,白术健脾燥湿。古人有云:补先天无如附子,补后天无如人参。附子、人参同用,先后天同补。全方共奏补土以制水之效。水肿,是常见病、多发病,也是疑难杂症。从现代医学来看,水肿的病因较多,但最终将出现肾功能衰竭、尿毒症。有条件者,透析加正确的调养,固然可以延长生命,但毕竟治疗费用过高。该患者的一大特点是尿量长时间以来在正常范围,也使其治疗不能循常规。

第七节　五官科疾病

一、痤疮

痤疮是一种常见的毛囊皮脂腺慢性炎症性的皮肤疾病,主要发生在青少年期和成年期,并以青春期最常见,所以又俗称"青春痘",属于中医学"肺风粉刺"的范畴。

历代中医对痤疮(粉刺)均有描述,最早在《黄帝内经》中就可见到"诸痛痒疮皆属于心,汗出见湿乃生痤疮"的记载。对痤疮的形成,《黄帝内经》中也已有论述,《素问·生气通天论》曰:"汗出见湿,乃生痤……劳汗当风,寒薄为皶,郁乃痤。"王冰注曰:"皶刺长于皮中,形如米,或如针,久者上黑,长一分余,色白黄而瘦于玄府中,俗曰粉刺。"巢元方在《诸病源候论·面疱候》中曰:"面疱者,谓面上有风热气生疱,头如米大,亦如谷大,白色者是。"明代《外科正宗》曰:"肺风、粉刺、酒齄鼻三名同种,粉刺属肺,酒齄鼻属脾,总皆血热郁滞不散所致。"清代《医宗金鉴·外科心法要诀》认为:"此证由肺经血热而成,每发于面鼻,起碎疙瘩,形如黍屑,色赤肿痛,破出白粉汁,日久皆成白屑,形如黍米白屑。宜内服枇杷清肺饮,外敷颠倒散,缓缓自收功也。"

医案精选

◎案

某,女,34 岁。2014 年 10 月 4 日初诊。主诉:面部痤疮 3 年。患者 3 年前用凉水洗衣后,面部出现红疹,间断中西药治疗,效果不显。症见:面颊红疹顶白,痒而不痛,大便干结,舌淡红,苔薄白腻,舌下系带紫暗,脉细。西医诊断为痤疮。中医诊断为粉刺。证属血虚阳浮。治以引火归肾,养血通腑。方用四逆汤、封髓丹合四物汤化裁。

处方:制附子 10g,干姜 6g,炙甘草 10g,黄柏 15g,砂仁 10g,川芎 10g,白芍 15g,当归 10g,大黄 10g,防风 5g。7 剂,每日 1 剂,水煎服。

服药 7 剂,痤疮面积明显缩小。上方加川牛膝 15g。继服 5 剂,面部皮肤色泽恢复正常。

按 痤疮一病,多为风火上攻、热盛面络,或湿热内蕴、内热上扰所致。本案浮阳上升,阳虚于下,肾寒水盛,治用四逆汤水中温火,引火归原,以土伏火;合用封髓丹,其中黄柏合甘草苦甘化阴,砂仁合甘草辛甘化阳、阴阳协调、水火既济,四物汤养血行气、通畅气机。二诊更加川牛膝引火直归肾宅,导龙归海,龙火守位。

二、复发性口腔溃疡

复发性口腔溃疡,是指具有周期复发特点的口腔黏膜局限性溃疡,在口腔内浅表呈孤立的、圆形或椭圆状,其患病率高,居口腔黏膜病首位,在中医学"口疮""口糜"等范畴。患者发病时,溃疡部位疼痛,病情严重者持续时间长,且反复发作,久治难愈,给患者带来很大的痛苦。

复发性口腔溃疡是口腔黏膜病中的常见病症,至今病因未明,其发病因素可能有遗传因素,细菌、病毒感染,免疫功能失调以及微循环障碍等。当患者精神紧张、情绪波动、睡眠状况不佳、内分泌失调、免疫功能下降,以及缺乏微量元素锌、铁,缺乏叶酸、维生素 B_{12} 等情况下最易复发。现代研究发现,复发性口腔溃疡属于自身免疫性疾病,治疗原则是防止继发感染,减轻疼痛,促进愈合,缩短疗程,避免复发。

口腔溃疡属中医学"口疮""口糜"等范畴,上焦实火熏蒸、下焦阴火上炎、中焦虚寒或脾虚湿困都是本病的病机。口腔溃疡虽属局部病变,但脏腑功能紊乱是其重要的内在因素,病位主要在心、脾两脏,需要清热解毒、化湿,清心益肾,调理脾胃。六味地黄丸具有扶助正气、补益元阴、参以清降虚火、火灭而新肉自生等功效,能使口疮消散而愈。

医案精选

◎案

某,男,72 岁。2013 年 6 月 30 日初诊。主诉:口腔溃疡 3 天。患者 3 天前发现口腔内疼痛,未检查和治疗。症见:舌下左侧口唇内、左舌边有 3 个溃疡,面积分别为 2mm×5mm,2mm×3mm,2mm×2mm,口干饮水,舌暗胖大,苔薄黄,脉细。西医诊断为复发性口腔溃疡。中医诊断为口疮。辨证为阳虚血瘀、寒热错杂。治以温阳祛瘀,寒热并调。方用四逆汤合泻黄散化裁。

处方:制附子 10g,干姜 10g,肉桂 5g,炙甘草 5g,藿香 10g,生石膏 30g,防风 10g,红花 10g,川牛膝 20g,莪术 15g。5 剂,每日 1 剂,水煎服。

服药 5 剂,口腔内 1 处溃疡已愈。继服 5 剂,溃疡治愈。随访 1 年,未复发。

按 凡痰瘀、湿浊、阳郁、寒毒等均可致口腔溃疡。中医学认为该病病机多为上焦热盛,或三焦实热,或阴虚内热导致。但本案为阳虚阴泛、寒热错杂、虚阳上越、心脾蕴热、气机不畅所致。故用四逆汤使相火守位,泻黄散泻中焦伏火,红花、莪术使气血通畅、肾阳潜藏。

三、喉痹

喉痹是指以咽痛或异物感不适,咽部红肿,或喉底有颗粒状突起为主要特征的咽部疾病。中医对喉痹的认识源远流长,喉痹一词首见于帛书《五十二病方》,此后《黄帝内经》中也有多处对喉痹的论述,是后世医家对喉痹理论及发展认识的根源。《黄帝内经》认为喉痹与五脏六腑有着密切的联系,其中脾、肾、肺、肝在喉痹发病中起着尤为重要的作用,奠定了喉痹与脏腑关系的基础理论,对研究喉痹有着重要的指导意义。喉痹是耳鼻喉科的常见多发疾病,其病变多局限在局部,但中医认为人体是一个内外联系、自我调节和自我适应的有机整体,故在诊疗过程中亦应当从整体考虑。

医案精选

◎案

张某,男,45 岁,干部。1994 年 4 月 20 日初诊。患者 2 年前迎风讲演,导致声音嘶哑,西医诊为咽炎、声带麻痹,多方医治,效不明显。现音哑不能长久讲话,喉部有寒凉之感,唾液多而冷,口淡不渴,舌淡,苔薄白润,脉细。细问病史,患者平素易患感冒,多汗、畏风。脉症合参,诊为喉痹。证属阳虚寒阻。方用四逆汤加减。

处方:制附子 9g(先煎),生姜 6g,甘草 5g,桔梗 10g,葛根 15g,大枣 10 枚,桑蛾 1 个。隔日 1 剂,连服 5 剂。

二诊:音哑减轻,口已知渴,制附子用量减半,继进 5 剂。

三诊:声音基本正常,诸症皆去,嘱米酒送服六味地黄丸 1 个月,未再复发。

按 四逆汤出自《伤寒论》,主治少阴病四肢厥逆,恶寒蜷卧,呕吐不渴,腹痛下利,神疲欲寐,舌苔白滑,脉微细;及太阳病误汗亡阳证。阳虚于下,故均有畏寒肢冷之象,治疗非四逆汤法回阳逐寒不能取效。方中附子大热有毒,温肾助阳,临证用附子,一须对证,二须慎用,制法、煎法、用量、疗程均须严格把握,取效则停。并以甘草解毒,调和诸药。原方中干姜因嫌其辛烈过猛,临证常以生姜代之。临证时视兼证而加减,总以温阳救逆而不恋邪、祛邪逐寒而不伤正为原则。

四、扁桃体炎

慢性扁桃体炎一般认为是由于细菌和病毒反复感染引起的。

慢性扁桃体炎,属中医"虚火乳蛾"范畴,历代文献根据其病因病机及症状的不同有许多其他的名称,如阴蛾、阳蛾、烂喉蛾、石蛾等。在《黄帝内经》中尚无本病的明确记载,一般认为其应归于"喉痹"之中。明清以前,此病多归于喉痹之中论述,明清时期,随着耳鼻喉科学的逐渐发展,对此病的认识逐渐加深,明代《外科正宗》中已将乳蛾分成虚火乳蛾和实火乳蛾。《辨证录·卷之三》中对阴蛾、阳蛾进行了鉴别,提出"人有咽喉肿痛,日轻夜重,喉间亦长成蛾,宛如阳证,但不甚痛,而咽喉之际,自觉一线干燥之至,饮水咽之少快……盖此证为阴蛾也"。《喉症类集》有对白色乳蛾的记载,"其症喉肿痛,肿处形如乳头,又为紫李,有白色、紫色、红色数种。故由此可知,乳蛾色泽有多种,而乳蛾色白者为虚性乳蛾,火不得直泄,乃结成蛾"。《喉症全科紫珍集·卷下》有对死乳蛾、死单核的论治,认为"此证因受风热郁怒而起,生于喉中,紧靠蒂丁,初不甚痛,乳头逐渐长大,劳辛即发"。《喉症明辨》提出乳蛾的病机为"乳蛾,肺经积热,受风邪凝结"。《疡科心得集》认为乳蛾的病机为"喉蛾风温客热,化火循经上逆"。《喉科心法》认为"单蛾、双蛾,无非积热所致"。而《秘传喉科十八证》认为"乳蛾风,热毒积于血分"。《疡医大全》认为"三经之痰证,尽阻塞于咽喉,往往结成火毒而不解"。《焦氏喉科枕密·卷一》中有"死乳蛾核、乳蛾核"之称,并有"蛾下起黄皮或白皮一条,长入喉底"及"日久月深成嫩骨"等对慢性扁桃体炎发展日久发生纤维粘连、软骨化、骨化的细微描述。同时认为其病机为"乳蛾,气恼郁结,不伸而起"。《石室秘录》认为乳蛾病机为"凡人肾水大耗者,肾中元阳不能下藏。盖无水以养火,而火必上越,日日冲上,而咽喉口小,不能任其出入,乃结成肿痛,状如双蛾"。

随着中医学的逐渐发展,现代中医学对本病病名的命名,病因病机及证治有了更为系统的论述。对于乳蛾的名称,干祖望认为乳蛾为解剖部位即扁桃体,而非慢性扁桃体炎,因此慢性扁桃体炎应称蛾风为妥。高等医药院校教材《中医耳鼻喉科学》中称虚火乳蛾。王永钦《中医耳鼻咽喉口腔科学》称为慢乳蛾。

医案精选

◎案

某,女,57 岁。2014 年 7 月 10 日初诊。主诉:咽痛 6 个月。现病史:患者 6 个月前因扁桃体经常肿大,手术切除,术后仍咽喉肿痛,口干饮水,每日含化西瓜霜 5～8 片,效果不佳。症见:咽痛,自感口舌向外冒火,胃脘痞闷,形寒肢冷,舌淡红,左边白苔,右边无苔,脉细双尺无力。西医诊断为扁桃体术后。中医诊断为喉痹。辨证为阴虚阳浮、真寒假热。治以温阳潜降,引火归宅。方用四逆汤、封髓丹合潜阳丹化裁。

处方:制附子10g,干姜8g,炙甘草5g,黄柏20g,砂仁15g,白芍20g,龟板10g,生龙骨30g,生牡蛎30g,川牛膝20g,山茱萸20g。5剂,每日1剂,水煎服。

服药5剂,咽痛减轻。继服5剂,症状消失。

按 口腔位于人体之头部,古人有"口腔咽喉诸病皆为火"之论。然本病属阳虚之火,渊于水寒龙起。治疗须导龙入海。潜阳丹纳气归肾;封髓丹使真火伏藏;况龟板一物坚硬,得水之精气而生,有通阴助阳之力,世人以利水滋阴目之,悖其功也;佐以甘草补中,有伏火互根之妙,故曰潜阳。

第八节　皮肤科疾病

荨麻疹

荨麻疹是发生于皮肤、黏膜的Ⅰ型超敏反应,以局部皮肤、黏膜出现一过性、局限性,水肿性风团,伴有剧烈瘙痒、红斑为主要症状;风团迅速发生与消退为荨麻疹发病的重要特征。

风、寒、暑、湿、燥、火等外邪是荨麻疹发作的常见诱因,六淫之中又以风邪致病最为常见。《黄帝内经》称"风为百病之长",具有"善行而数变"的特点,与急性荨麻疹起病急,来势快,疹块骤然而生,迅速消退的发病特征极为符合。中医古代文献多有风邪引发荨麻疹的记载,如《千金要方·卷二十二·隐疹第五》言:"《素问》云,风邪客于肌中则肌虚,真气发散,又被寒搏皮肤,外发腠理,开毫毛,淫气妄行,之则为痒也。所以有风较瘙痒,皆由于此。"认为荨麻疹起因为风邪袭表导致表气不固。除风邪外,《医学入门·卷四·外感类》指出"赤疹因天气燥热乘之",认为荨麻疹起因为燥热之气外袭肌肤。《诸病源候论·风瘙身体瘾疹候》云:"若赤疹者,由凉湿折于肌中之热,热结成赤疹也。"认为人体之热本应向外发散,若因外受凉湿不能外散则结成痒疹。《疡科选粹·瘾疹》云:"赤疹起卒如蚊咬,烦极搔之,一逐手而起,因于闷热。"指出荨麻疹起因为闷热。

医案精选

◎案

张某,女,16 岁,学生。1979 年 12 月 22 日初诊。6 天前因气候骤然寒冷而发病。患者两手拇指侧起大小不等红色斑丘疹已 6 日,自觉全身畏寒,肢冷,局部红肿痒痛难忍,夜间及遇冷尤剧。曾服用抗组胺类及静脉注射钙剂等药物治疗无效,前来医院门诊治疗。

症见:患者两手背腕关节以上拇指至中指间局部有约 9cm×6cm 的一片大小不等的红色斑丘疹,呈对称性点、片状,红肿、灼热、痒痛搔抓,肢冷,舌质红润,舌苔薄白,脉沉细而迟。宜用扶阳温化,佐祛风散寒之法治之。

处方:制附子 30g,细辛 6g,防风 10g,生姜 1 块,甘草 3g。水煎服,每日 1剂。

服上方 2 剂后,痒痛减轻,守原方再服一二剂。2 月 26 日,痒痛全消,疹块及疹点已退,仅留暗紫色斑痕。两手已温,脉沉细。

处方:制附子 30g(先煎),生姜 1 块,甘草 3g。水煎服,每日 1 剂。

12 月 29 日随访,诸症痊愈。1980 年 1 月 6 日因天气骤冷再度复发,继投以"玉屏风四逆汤",水煎服,2 剂而获效,至今未发。

按　荨麻疹俗称风团,是一种过敏性皮肤病,主要皮损表现是水肿性炎症,发痒,中医称为"瘾疹"。除急性和慢性荨麻疹外,常见的还有丘疹状荨麻疹、血管神经性水肿以及划痕症等数类。中医辨证论治,认为这是"风邪"所致,故起病迅速,消退也快,游走不定,奇痒。但风邪往往有兼证,急性的一般有风寒证、风热证之分,慢性的也有虚实寒热,内风、外风之分。

本案患者属冷性荨麻疹,采用扶阳温化、祛风散寒法治疗,疗效是满意的。冷性荨麻疹的起因是由于肾阳不足,阳虚不能充达四末,亦不能御寒及温养筋脉。外受寒邪侵袭,以致气血凝滞而发为本证。所以要用"四逆汤"为主进行治疗,意在"四逆汤"用以扶阳祛寒,细辛通彻表里以散寒,防风祛风胜湿止痛,再度复发时,加投"玉屏风"以增强肌表抗邪之力。这样,方证相符,故收到较好疗效。

◎案

牛某,女,26 岁。1995 年 7 月 7 日初诊。产后 2 个月,全身起丘疹 10 天。10 天前外出采桑淋雨,当晚即见全身泛发丘疹,肌肤奇痒,搔之则色红成片,身倦,头昏,夜间难眠,曾服息斯敏(阿司咪唑片)和小柴胡汤,不效。昨日无汗而战,日发数次。症见:斑丘疹压之退色,四肢欠温,舌淡、苔白,脉虚紧数。证属外感风湿,阴寒内盛。治以温阳解表。方用四逆汤合麻黄汤加味。

处方:制附子 10g(先煎),生姜 12g,甘草 5g,麻黄 10g,桂枝 6g,藿香 10g,葛根 12g,蝉蜕 6g,当归 10g,大枣 10 枚,葱白 5 段。2 剂。药后服小米粥 500ml,盖厚衣被而卧。

2 日后身倦、头昏消失,斑丘疹大部消退,改用养阴固表之法。

处方:葛根 15g,知母 12g,生地黄 12g,黄芪 20g,当归 12g,苍术 10g,防风 10g,柴胡 10g,甘草 3g。2 剂后诸症痊愈。

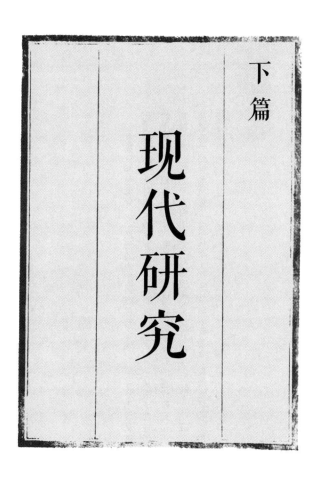

下 篇

现代研究

本篇从两个部分对四逆汤的应用研究进行论述：第一章不仅从现代实验室的角度对四逆汤全方的作用机制进行探索；还从组成四逆汤的主要药物药理作用进行研究分析，为读者提供了充分的现代研究作用基础。第二章为经方应用研究，对四逆汤的理论基础、证治特色、临证应用进行总结性的梳理，并且选取了代表性的名医验案，以便更好地应用经方。

第一章　现代实验室研究概述

第一节　四逆汤全方研究

一、四逆汤的药理研究

1. 强心升压

程先宽观察不同折算剂量四逆汤对放血致低血压状态大鼠的升压作用。实验结果显示：放血止血后，模型组（不给药）、四逆汤小剂量组和大剂量组大鼠血压下降；给四逆汤后 2 小时，四逆汤给药组放血致低血压状态大鼠血压升高，大剂量组较小剂量组升压效果明显。放血止血后，模型组（不给药）、四逆汤小剂量组和大剂量组心率减慢；给四逆汤后 2 小时，四逆汤大剂量组对于放血致低血压状态大鼠有明显的加强心肌收缩，提高心率作用，四逆汤小剂量组对大鼠心率变化影响较小。结论：与按照习惯认为的"1 两 =3g"折算的四逆汤小剂量组比较，按照"1 两 = 13.8g"折算的四逆汤大剂量组能够升高放血致低血压大鼠血压，提高心率，作用明显。

2. 保护心肌作用

吴伟康对四逆汤保护缺血心肌功能进行实验研究。在 Langendorff 心脏灌流模型上观察了四逆汤对缺血心肌功能的保护作用。结果表明，四逆汤可提高缺血心肌的电兴奋程度，减少心律失常的发生率，加强缺血心肌的收缩功能。四逆汤的上述保护作用可能与其改善缺血心肌自由基反应有关。此外四逆汤尚有扩张冠状动脉，增加冠状动脉流量的作用。

3.改善微循环

叶豆丹观察人参四逆汤不同部分提取物对微循环的影响。方法:观察正常和肾上腺素致微循环障碍小鼠耳郭微循环的变化。结果:附子乙醚提取物加干姜乙醚提取物和干姜乙醚提取物均可增大小鼠耳郭微血管管径,增加微血管交叉点数,改善小鼠微循环,但对血液流态、血液颜色无明显影响。结论:附子乙醚提取物加干姜乙醚提取物对微循环有一定的改善作用。

4.抗休克作用

四逆汤具有抗休克作用,对休克大鼠有强心升压作用,不仅对大鼠心肌有保护作用,对血管也有调节作用,且能明显提高抗缺血能力,延长供心保存的时限。此外,四逆汤能明显延长实验性烫伤休克小鼠的存活时间。

5.镇痛作用

徐红萌等观察附子对神经病理性疼痛大鼠的镇痛作用。结论显示附子通过阿片受体介导,对神经病理性疼痛大鼠产生镇痛作用。

6.免疫调节作用

巨噬细胞吞噬功能和血清溶菌酶是机体防御机制中的重要组成部分,在吞噬、消化,排除病因上发挥着强有力的作用。机体在非生理状态时,尤其是免疫功能处于低下状态,四逆汤具有促进巨噬细胞吞噬功能和增加血清溶菌酶的调节作用。

7.抗动脉粥样硬化作用

大量研究证实四逆汤具有显著的抗动脉粥样硬化的作用。四逆汤能明显减缓主动脉动脉粥样硬化程度,使斑块面积缩小,减轻内膜增厚水平,减少内膜的脂质斑块面积,并减少凋亡泡沫细胞数量。

二、实验研究

四逆汤是东汉张仲景《伤寒论》中治疗少阴虚寒证的主方。现代对四逆汤在临床应用的疗效观察和大量的动物实验研究均表明,四逆汤对冠心病心绞痛有较好的治疗效果,对动物心肌缺血、脑缺血、低氧及动脉粥样硬化等都具有良好的治疗效果。本文对有关动物实验研究、临床应用效果做一总结,供临床参考。

1. 对心肌的保护作用

氧化应激是心力衰竭恶化的机制之一,在心力衰竭发生、发展过程中,由于氧自由基生成过多或抗氧化能力下降导致氧化应激的发生,引起心肌细胞凋亡。在多柔比星性心力衰竭大鼠心肌细胞线粒体中存在明显的氧化应激反应,四逆汤可以通过减轻其氧化损伤,改善线粒体功能,保护心肌组织。四逆汤可在一定程度上降低心肌缺血 - 再灌注时增高的心肌神经酰胺的含量,减少心肌细胞凋亡,从而达到保护心肌作用。对慢性充血性心力衰竭模型大鼠的实验表明,多柔比星致心力衰竭大鼠血清降钙素基因相关肽水平显著降低,血清内皮素水平明显升高,血清中脑钠素及白细胞介素(IL - 6)水平升高。四逆汤能降低血清内皮素、脑钠素及 IL - 6 水平、升高降钙素基因相关肽。光镜下显示心肌细胞损伤明显低于模型组。具有调节改善慢性充血性心力衰竭,改善心功能、减轻心力衰竭症状,调节大鼠的神经内分泌功能,拮抗过度激活的神经内分泌系统。具有保护大鼠心力衰竭血流动力学的作用,该作用与其增强心肌收缩力,抑制氧化应激的效应有关。四逆汤对新西兰白兔供心冷保存的保护作用表明四逆汤预处理对供心冷保存有保护作用。

2. 对肠黏膜的保护作用

肠缺血时液体通过毛细血管滤出而形成间质水肿,再灌注后,肠道毛细血管通透性更加升高,严重肠缺血 - 再灌注损伤的特征为肠黏膜损伤。四逆汤对大鼠肠缺血 - 再灌注后肠黏膜细胞的影响实验研究证明四逆汤具有抗缺血 - 再灌注后肠黏膜细胞凋亡的作用,其作用机制可能与清除氧自由基,抑制 SMase 的基因表达,减少神经酰胺生成有关。光镜下发现,应用四逆汤预先给药可明显减轻肠缺血 - 再灌注引起的低血压和肺组织形态学改变。与对照组比较,损伤组肺通透性指数、肺含水率、肺组织 MDA 含量和 NO 含量显著性增高,而肺组织 SOD 活性显著性降低;四逆汤组 SOD 活性显著增高。表明四逆汤预先给药通过抗氧化作用而减少 NO 的生成,维持 NO/

ET－1正常比例而减轻肠缺血－再灌注引起的急性肺损伤。

3.对血管系统的保护作用

经四逆汤治疗组与模型组及对照组比较,四逆汤能有效抑制球囊损伤后血管平滑肌细胞增殖、诱导其凋亡,减轻血管损伤后的狭窄程度。表明四逆汤对局部大脑缺血大鼠、小鼠全脑缺血具有显著的保护作用。四逆汤可明显缩小主动脉内膜脂质斑块面积,降低动脉组织神经酰胺浓度,减少血管壁细胞凋亡的数量,具有较好的抗动脉粥样硬化作用。

4.对冠心病的治疗效果

中医将冠心病归入"胸痹""真心痛"的范畴。中医理论认为本证属本虚标实,以本虚为主,标实为次,本虚以气虚、阳虚为常见。因此在临床上利用四逆汤回阳救逆、温经通脉的作用对其进行治疗,往往取得较好的效果。

5.总结

大量的实验研究与临床应用表明,四逆汤在保护心肌、改善心功能、防止缺血－再灌注的损伤等均具有较好的防治作用。特别是对冠心病心绞痛患者的对症治疗,对心肌的保护作用,验证了四逆汤治疗少阴病亡阳厥逆证和厥阴病寒厥的中医药治病的理论。

三、四逆汤的组方思路及方解

1.附子配伍干姜的增效作用研究

自古以来就有"附子无姜不热"之说。附子配伍干姜,干姜辛热、守而不走,长于逐寒气,温脾胃散中寒;附子辛甘大热,走而不守,是回阳救逆、散寒除湿之要药,二药配伍,一走一守,气味雄厚,补中有发,其力精专,回阳救逆之功大增,治疗阳气虚脱,阴寒内盛,其效神速。且由于生附子毒性大,又用干姜以制其毒性。研究表明附子与干姜配伍后使热性成分的附子总生物碱及干姜的辣椒素煎出率明显增高,这可能是药对增效的重要原因。黎同明等采用腹腔注射氢化可的松复制大鼠阳虚模型,观察附子干姜配伍对阳虚大鼠体重和体温的影响;采用活性微循环观测技术,观察附子、干姜配伍对正常小鼠耳郭微循环及局部滴加肾上腺素所致微循环障碍的影响,实验研究表明附子干姜配伍能提高阳虚大鼠体重、体温,明显扩张小鼠耳郭微血管,增加血流速度,对抗肾上腺素所致微循环障碍。

2. 附子配伍甘草的减毒作用研究

大量研究认为四逆汤中甘草配伍附子,主要是通过体外与体内两个环节的协同作用来降低附子的毒性。甘草与附子合煎时可显著降低附子毒性成分乌头碱的溶出率,并呈高度负相关。徐姗裙等发现甘草酸及甘草次酸与附子合煎不但不能降低乌头碱的溶出量,反而可使其增加。显示甘草中的甘草酸和甘草次酸并非是减少附子中有毒生物碱溶出的物质基础。并认为,甘草与附子合煎口服可减小附子毒性,可能与甘草酸及甘草次酸和有毒生物碱结合,延缓其在胃肠道吸收有关。马鸿雁等则认为附子与甘草配伍后,首先甘草酸与乌头碱结合成盐;此后逐步释放出游离的乌头碱和甘草酸;而释放的甘草酸又促进了乌头碱水解;因此甘草酸对乌头碱有控释和促进水解的双重作用。此外,甘草对附子的减毒作用还表现在体内药理作用的拮抗。其物质基础可能为甘草黄酮。有研究表明对乌头碱诱发的心律失常,甘草酸无对抗作用,而甘草类黄酮与异甘草素有明显拮抗作用。进一步研究后发现,甘草与附子合煎后,合煎液中拮抗乌头碱致心律失常的甘草黄酮类物质含量明显高于单煎液。

附子配伍甘草、干姜的复方四逆汤,同样对附子起到了减毒增效的作用。刘使镇等采用 HPLC 法测定附子及各种不同处理方法中乌头类生物碱的含量,结果表明煎煮时间、煎煮溶剂和配伍对附子毒性均有影响,进一步从减毒的角度证实了四逆汤组方的合理性。

3. 四逆汤复方配伍研究的展望

四逆汤中作为君药的附子具有强心作用,临床多用附子组方治疗心力衰竭。但是,附子的毒性也集中表现在心脏毒性方面。药理实验表明,干姜与附子配伍可改善冠状动脉血流量,加快心率,改善心力衰竭大鼠的血流动力学。同时,干姜可明显拮抗附子对心脏的毒性、减少心肌能量需求,达到回阳救逆的目的。但是目前对附子、干姜配伍增效减毒的物质基础研究还处于组分阶段,对于真正起到决定作用的化学物质结构仍不明了。附子所含的乌头碱、新乌头碱和次乌头碱在与干姜配伍后的含量变化仍未有具体可靠的实验证实。附子与甘草配伍能减毒增效虽已为人们所认识,但两者配伍减毒增效的物质基础未能进一步阐明。

所以对四逆汤中拆方的不同配伍及四逆汤全方配伍的急性毒性、心脏毒性和强心效应的改变,突破以前众多研究的单一性和局限性,系统研究四逆汤的配伍合理性,探讨有毒中药附子在该方中减毒增效的具体配伍,从而进一步阐明四逆汤的组方思路和作用机制,还有待今后的系统研究。

附子的减毒增效研究一直是附子应用研究的热点,既往研究附子的减毒方法有炮制减毒法、辨证减毒法、配伍减毒法、限量减毒法、煎煮减毒法。减毒之配伍,每具协同增效之功。国家重点基础研究发展规划项目(973)《方剂关键科学问题的基础研究》,将重点放在对中药方剂配伍理论的研究上,已证实了不同的配伍可能引起药效变化,产生新的成分,并起到整体增效减毒作用。

张仲景所创名方四逆汤,为回阳救逆之代表方。方中药仅三味,但药简力专而效著,正是由于其合理的配伍对君药附子在增效减毒方面起了重要作用。方中君药附子为毛茛科植物乌头的子根加工品,具有回阳救逆,补火助阳,散寒止痛的功效。干姜为姜科植物姜的干燥根茎,具有温中散寒,回阳通脉,燥湿消痰的作用。甘草具有补脾益气,既能缓解附子、干姜的暴烈,又能协助附子、干姜的回阳救逆之功效,为佐使。三药一暴一调一缓,君臣佐使、配伍精奥,功效明确。

四、四逆汤的配伍机制研究

1. 四逆汤的减毒机制研究

与附子单煎液比较,附子与甘草合煎液对大鼠心脏的毒性程度显著降低。正如《本草经集注》云:"世方动用附子,皆须甘草,或人参、干姜相配者,正以制其毒故也。"附子和甘草作为配伍减毒的代表药对,目前对其减毒机制的研究主要集中在配伍前后煎液中毒性成分溶出量的变化,而从吸收代谢动力学角度考虑配伍后多组分间的相互作用研究则较少。陈建萍等实验表明,附子与甘草同煎后,可以减缓有毒成分的吸收,从而发挥解毒作用。

干姜也有类似甘草的解毒作用。《本草纲目》称:"生姜解半夏、南星、乌头、附子及鸟兽肉毒。"通过对附子与干姜合煎液的化学成分进行分析,毒性较大的双酯型生物碱含量降低。干姜能够抑制附子中毒性较大的双酯型生物碱的吸收,使其在小肠中的生物利用度明显降低,最终起到减毒的作用。

2.四逆汤的增效机制研究

甘草对附子的增效作用主要表现在附子中的水溶性部分与甘草中的甘草酸和黄酮类成分之间的协同作用。附子无姜不热,两药相须配伍为用经常出现在各类方剂中,尤其是在心血管方面,干姜与附子有相似的作用,配伍后可增强心力衰竭大鼠的心肌收缩力,减少心肌能量需求,改善冠状动脉血流量,达到回阳救逆的目的。

第二节　主要组成药物的药理研究

一、附子

1.附子的化学成分

附子为毛茛科植物乌头子根的加工品,始载于《神农本草经》。其主要成分为二萜类生物碱,包括 C19 型和 C20 型二萜类生物碱。C19 型二萜类生物碱种类较多,根据 C8 和 C14 位取代基团结构的不同,可分为双酯型、单酯型和醇胺型。研究表明乌头碱类对热不稳定,在高温煎煮过程中,C8 位的乙酰基先水解,转化成单酯型苯甲酰乌头原碱类,继续水解则脱去 C14 位的苯甲酰基,生成醇胺型乌头原碱类。

2.附子的毒理学研究

双酯型二萜类生物碱(乌头碱、新乌头碱和次乌头碱)是附子的毒性成分,易导致严重的心律失常、呼吸抑制和休克,甚至死亡。其毒性机制研究很多,主要与 Na^+、K^+ 通道的改变、能量代谢障碍和细胞凋亡等有关。故临床上使用附子必须经过浸泡—漂洗—煎煮,或加豆腐、甘草、黑豆共制等炮制方法,将剧毒成分水解为毒性较小及很小的单酯型和醇胺型生物碱。

3.药理作用

(1)抗炎作用和对内分泌的影响

大鼠口服附子20%煎剂2.5ml/100g或50%煎剂2ml/100g对甲醛或蛋清引起的大鼠踝关节肿均有非常显著的抑制作用($P<0.01$)。制附子煎剂0.5g/kg亦能非常显著地抑制大鼠蛋清性足肿。生附子的甲醇提取物能抑制蛋清引起的小鼠腹腔血管渗透性增加和角叉菜胶引起的踝关节肿。大鼠口服300mg/kg对踝关节的佐剂性关节炎的作用比口服50mg/kg保泰松强;口服30mg/kg时,对棉球肉芽肿的抑制作用比口服20mg/kg可的松强。附子水煎醇沉液(每1ml相当于生药2g)腹腔注射不同剂量给予大鼠,对蛋清性关节肿胀具有不同的抑制作用,其强度与药物剂量呈正相关。

(2)镇痛、镇静和对体温的影响

附子(0.1~1)g/kg能抑制压迫大鼠尾部引起的疼痛和腹腔注射醋酸引起的小鼠扭体反应。附子水煎醇沉液(1ml相当于2g生药)腹腔注射给予小鼠,可提高小鼠的痛阈值。小鼠口服生附子冷浸液能延长环己巴比妥钠的睡眠时间,减少自主运动,并能降低体温达2小时之久,而制附子在相同剂量下则无上述作用。但在寒冷情况下,附子冷浸液和水煎剂均能抑制寒冷引起的鸡和大鼠的体温下降,甚至使降低的体温恢复,延长生存时间,降低死亡率。附子水煎剂20g/kg灌胃给小鼠,可非常显著地延长受寒小鼠的存活率($P<0.01$)。附子水煎剂能显著对抗小鼠水浸应激和大鼠盐酸损伤性溃疡;还能显著对抗蓖麻油和番泻叶引起的小鼠药物性腹泻,在热板法等中的镇痛作用等,被认为是附子温中止痛的药理学基础。

(3)对心血管系统的作用

1)强心和升压作用:去甲乌药碱是附子中的强心成分之一,含量甚微。它对心血管系统的作用很强,能明显增加离体蛙心、在位兔心和豚鼠衰竭心脏的心肌收缩力,给麻醉犬静脉注射(1~2)μg/kg后,左心室压力上升最大速率和心输出量均增加,冠状动脉、脑和外周动脉以及全身血管阻力降低,心肌氧耗量增加,大鼠培养心肌细胞搏动频率和幅度也增加。上述作用可被心得安(普萘洛尔)阻断,这些都与异丙肾上腺素的作用相似。附子中的去甲猪毛菜碱是一种弱 β - 兴奋剂,它能兴奋豚鼠离体心房,增加收缩的频率,静脉注射能升高正常和毁脊髓大鼠血压,加快心率,而毁脊髓大鼠对去甲猪毛菜碱的升压作用比正常大鼠更敏感,因而认为去甲猪毛菜碱对 β 受体及 α 受体均有兴奋作用。

2)对心率和心律失常的影响:去甲乌药碱能加速心率,对实验性缓慢型心律失常有改善作用。临床观察也证实了去甲乌药碱对缓慢型心律失常有明显的治疗作用。静脉注射后,患者的心率均有不同程度的增加,窦性心动过缓恢复到正常水平,窦房阻滞和结区房室传导功能得到改善,从而使传导阻滞减轻或消失,其机制主要为缩短 A - H 间期。实验还表明,去甲乌药碱和异丙肾上腺素对 β - 肾上腺素能受体的亲和力相似,但内在活性明显小于异丙肾上腺素。从而直接证明去甲乌药碱是 β - 肾上腺素能受体部分激动剂。对气管 β_2 受体也有明显的激动作用,此作用比直接激动心肌 β_1 受体强。为解释附子的回阳救逆提供了部分证据。

3)对休克的影响:附子水溶部分 2mg/(kg·min) 或 1 次 30mg/kg 静脉滴注给予由内毒素引起休克的猫。结果可明显对抗主动脉压力(BP)、左心室收缩压力(LVP)和左心室压力上升最大速率(LVdp/dt,max)的降低和减慢心率并延长生存时间。表明对内毒素引起的休克有治疗作用。

4)对血流量的影响:附子有扩张外周血管的作用,附子煎剂可明显扩张麻醉犬和猫的后肢血管,乌头煎剂也有此作用。静脉注射附子水溶部分 7.5mg/kg、15mg/kg 和 30mg/kg,可使麻醉犬股动脉血流量分别增加 30%、70% 和 129%,阻力降低,作用可维持 10min 左右。此作用可解释用附子后四肢变暖的原因。

5)对心肌缺血的影响:附子注射液和水溶部分对急性心肌缺血有明显的保护作用。明显延长小鼠耐缺氧时间,降低碱性磷酸酶活性。对抗垂体后叶素引起的大鼠急性心肌缺血;显著减少结扎前降支引起的麻醉犬心外膜电图 ST 段的提高以及 ST 段升高的总数。

6)其他作用:附子水提物能明显延长白陶土部分凝血酶原时间及凝血酶原消耗时间。附子强心注射液(每1ml含去甲乌药碱3mg)4ml,加入5%葡萄糖注射液400ml中,分别于犬急、慢性病窦模型中维持静脉滴注,同时进行心房内调搏测定窦房结恢复时间(SNRTc)及心外膜起搏点标测。结果发现附子注射后降心率加快,SNRTc缩短外,心脏的起搏点也发生移动,绝大多数的次级起搏点上移至窦房结区,为临床治疗病态窦房结综合征提供了依据。附子水提物有促进血小板聚集等作用。乌头多糖有降低血糖作用。

(4)对免疫功能的影响

观察附子注射液对小鼠血清溶菌酶活性、血液抗体及脾脏抗体细胞和对豚鼠血清补体含量的影响,发现可提高小鼠体液免疫功能及豚鼠血清补体含量,但对小鼠血清溶菌酶活性无明显影响;以 RE 花环及细胞转化实验研究对机体细胞免疫影响时发现,附子注射液可使 T 细胞和 RE 花环形成细胞明显上升,0.4ml/(kg·d)共 9 天(皮下注射),可使兔淋巴细胞转化率显著上升,与对照组比较($P < 0.01$)。

(5)对阳虚动物模型的作用机制

用高效液相色谱 – 电化学检测联用,以樟脑磺酸为离子对试剂,测定可的松阳虚大鼠及正常大鼠下丘脑单胺类神经递质,观察助阳药附子的效果。结果表明:可的松阳虚大鼠下丘脑去甲肾上腺素(NA)较正常大鼠下降,肾上腺素(A)升高(P 均 < 0.05),用附子后恢复正常。

二、干姜

1. 干姜的化学成分

干姜为姜科植物姜的干燥根茎。干姜与生姜成分类似,主要含挥发油和辛辣成分两大类。挥发油成分以 β – 水芹烯、莰烯等为主。辛辣成分主要有姜辣素、姜烯酚和姜酮等酚类成分,姜酚是其主要的活性成分。

2. 干姜对心血管系统的作用

改善心功能作用:干姜提取物能改善戊巴比妥钠所致兔急性心力衰竭的心肌舒缩性能,减轻心力衰竭症状,降低心肌耗氧量,改善血流动力学,保护心肌细胞。

改善血液循环作用:干姜提取物抑制去甲肾上腺素诱导的血小板聚集效果与阿司匹林类似,其抑制率可达 100%。

抗氧化作用:姜在体内和体外都具有显著的抗氧化作用,对缺氧缺糖引起的乳鼠心肌细胞损伤有明显的保护作用,明显提高过氧化氢酶和谷胱甘肽过氧化酶的水平,清除氧自由基,其效果可与抗坏血酸相当。

3. 对消化系统的作用

生姜对 0.3mol/L 盐酸所产生的胃黏膜损伤具有明显的保护作用。

生姜对应激性刺激所致胃损伤的作用:将大鼠分为 3 组,即①对照组、②生姜组和③消炎痛加生姜组。用棉绳将动物四肢捆绑在铁丝网上,放入 20℃冷水池中,水面平剑突处。③组动物于束缚水浸之前 2 小时给予腹腔注射消炎痛(5mg/kg),①、②组腹腔注射等量的生理盐水。②、③组动物在放入冷水之前 3 小时和放入冷水后 6 小时,分别腹腔注射 10% 生姜煎剂 2ml,①组腹腔注射等量的生理盐水,9 小时后处死动物,测量每个胃黏膜损伤的数量及严重性。结果:生姜组与对照组相比较,差异显著($P<0.05$),生姜组胃黏膜损伤的数量及严重性最小。

生姜对幽门结扎大鼠胃酸分泌的影响:为观察生姜对胃黏膜的保护作用是否与抑制胃酸分泌有关,将大鼠在乙醚麻醉下,剖腹结扎幽门,然后缝合腹壁,腹腔注射 10% 生姜煎剂 2ml(生姜组)或生理盐水(对照组),4 小时后将动物处死,剖腹结扎贲门,将胃取出,在胃大弯靠近幽门处剪一小口,将胃液收集在刻度离心管内。测定 4 小时的胃液及总酸度,计算总酸排出量。结果表明,10% 的生姜煎剂 2ml 腹腔注射可刺激幽门结扎大鼠胃液的分泌,其胃液的总酸度和总酸排出量均比对照大鼠显著增加($P<0.05$)。

根据上述 3 种实验表明,口服 10% 生姜煎剂可显著降低 0.3mol/L 盐酸和束缚水浸所致的大鼠胃黏膜损伤。其保护作用机制可能是由于生姜刺激胃黏膜合成和释放具有细胞保护作用的内源性 PG 所致。在使用消炎痛阻断胃内源性 PG 合成后,生姜对胃黏膜的保护作用即消失。10% 的生姜煎剂还可刺激胃酸的分泌,可能是通过不依赖 PG 的机制,生姜的上述两种作用表面上看来似乎相矛盾,但实质上是统一的:刺激胃液分泌以促进消化功能,同时又保护胃黏膜免受胃酸的作用。可能由于合成的 PG 量较少,或合成对胃分泌无抑制作用的 PG,所以未能显示 PG 对胃分泌的抑制作用,而仅产生对胃黏膜的保护作用。因胃黏膜细胞保护作用所需的 PG 的量远小于其抑制胃分泌所需的量。

4.抗菌、抗原虫作用

生姜的水浸出剂对伤寒杆菌、霍乱弧菌、堇色癣菌及阴道滴虫均有不同程度的抑制作用。生姜有防止血吸虫卵孵化作用,特别是提取物中含有酮性成分时作用更强,用姜粉及姜水提物的片剂或姜酮类成分的片剂给予血吸虫病患儿,可使虫卵计数下降,表明对体血吸虫有一定的杀灭作用。

5.其他作用

生姜中含的姜醇可使神经末梢某些活性物质释放,如使神经元释放出 P 物质、生长抑素、肠促酶肽、血管活性肠肽等。用大鼠小肠还流法对磺胺脒的吸收促进作用进行研究,结果表明,生姜水提物有显著的吸收促进作用,增强其生物利用度。

三、甘草

1.甘草的化学成分

甘草为豆科植物甘草、胀果甘草或光果甘草的干燥根及根茎。其主要有效成分为三萜皂苷类和黄酮类。甘草酸又名甘草甜素,是含量最高的皂苷类物质,口服后很难以原形状态被吸收,经胃肠道细菌水解生成甘草次酸后吸收入血。

2.甘草对心血管系统的作用

抗心律失常:炙甘草汤为治疗"心动悸,脉结代"的名方,现代广泛应用于冠心病、心绞痛和期前收缩患者的临床治疗。

心肌保护作用:猫的心肌缺血－再灌注损伤实验证实甘草酸单铵盐能抑制血清中磷酸肌酸激酶(CPK)和乳酸脱氢酶(LDH)的释放,降低脂质过氧化产物丙二醛(MDA)的含量,明显增加超氧化物歧化酶(SOD)的活性,保护心肌细胞。

3. 解毒作用

甘草酸或其钙盐有较强的解毒作用,对白喉毒素、破伤风毒素有较强的解毒作用,对于一些过敏性疾病、动物实验性肝炎、河豚毒及蛇毒亦有解毒作用。

4. 抗炎及抗变态反应

甘草次酸对大白鼠的棉球肉芽肿、甲醛性浮肿,结核菌素反应、皮下肉芽囊性炎症均有抑制作用。甘草酸铵、甘草次酸钠能有效影响皮下肉芽囊性炎症的渗出期及增生期,其作用强度弱于或接近于可的松。甘草酸的各种制剂的抗炎作用,以琥珀酸盐的活性较高,但毒性亦大。

5. 祛痰作用

能促进咽喉及支气管的分泌,使痰容易咯出。

6. 镇咳作用

甘草次酸衍化物对豚鼠及猫的实验性咳嗽均有显著的镇咳作用。

7. 对胃溃疡的抑制作用

甘草的水提出物有保护胃黏膜,治疗胃溃疡的作用。据临床与药理研究室观察,甘草水提物能增加胃黏膜细胞的"己糖胺"成分,使胃黏膜不受伤害。

8. 对胃液分泌的影响

甘草流浸膏灌胃后,能吸附胃酸,故能降低胃酸浓度,但吸收后也能发挥作用。对基础分泌量亦有抑制作用。

9. 解痉作用

甘草煎剂、流浸膏对动物离体肠管均有抑制作用,对乙酰胆碱、氯化钡、组胺等引起的肠痉挛有解痉作用。甘草对动物离体肠管及在体胃均有松弛作用。

10. 抗肝损伤作用

甘草对于动物实验性肝损伤,使其肝脏变性和坏死明显减轻,肝细胞内蓄积的肝糖原及核糖核酸含量大部恢复或接近正常,血清谷丙转氨酶活力显著下降,表明甘草具有抗肝损伤的作用。

11. 肾上腺皮质激素样作用

甘草能使多种动物的尿量及钠的排出减少,钾排出增加,血钠上升,血钙降低,肾上腺皮质小球带萎缩。甘草能使尿中游离型 17 - 羟皮质类固醇排泄增加,结合型减少,小剂量表现胸腺萎缩,肾上腺重量增加,束状层幅度加宽,肾上腺维生素 C 含量降低等。甘草能显著增强和延长可的松的作用。甘草产生肾上腺皮质激素样作用的原理,有人认为甘草次酸的化学结构与肾上腺皮质激素相似,作用也相似,系一种直接作用;也有人认为是一种间接作用即甘草次酸抑制了肾上腺皮质固醇类在体内的破坏,因而血液中皮质类固醇含量相应增加,而呈现较明显的肾上腺皮质激素样作用。

12. 抗乙酰胆碱作用

甘草有对抗乙酰胆碱的作用,并能增强肾上腺素的强心作用。

13. 抗癌作用

甘草次酸对于大白鼠实验性骨髓瘤及腹水肝瘤均有抑制作用。对小白鼠艾氏腹水癌均有抑制作用。

14. 甘草与芫花合用有相反作用

二者共浸组的毒性较分浸组显著增高,芫花与甘草同用,利尿、泻下作用受到抑制,能增强甘草毒性。

第二章 经方应用研究

四逆汤出自汉代张仲景的《伤寒论》,为历版中国药典所收载的成方。本方由制附子、干姜、甘草组成,药虽仅仅三味,但却蕴含着深刻的辨证组方思路。四逆汤功效为回阳救逆,主治少阴病。症见阳虚欲绝、冷汗自出、四肢厥逆,恶寒蜷卧、呕吐不渴、腹痛下利、神衰欲寐、舌苔白滑、脉象微细等。在现代临床中应用广泛,并均收到良好的疗效。

第一节 《素圃医案》"伤寒治效"中四逆汤的应用浅谈

一、四逆汤以回阳救逆为核心

四逆汤源于《伤寒论》第 323 条:"少阴病,脉沉者,急温之,宜四逆汤。"组成为附子(一枚,生用,破八片),干姜(一两半),炙甘草(二两)。关于原文方名存在两种争议,一种认为本方主治少阴寒化证阴盛阳虚而致的四肢逆冷,故方名四逆汤;一种认为应为"回逆汤"也即"回阳救逆"的意思,根据遣唐使带去日本所抄录的《古本康平伤寒论》(年代显然比国内现存的宋本《伤寒论》要早),且从文理上解读也应是回逆。关于方剂内涵,吕英认为,四逆之名其内涵对应人体生命而言是土不能伏火之意,此方之宗旨是火生土、土伏火。附子之功效是欲达到釜底少火生气,使北方之坎卦能正常发挥其二阴抱一阳应有的作用。干姜、炙甘草执中州,干姜之辛温本质是迎阳归舍,炙甘草为佐药,一者取其益气温中,二者解毒,三者调和诸药。主治心肾阳衰之脏厥或少阴病(四肢厥逆,恶寒蜷卧,呕吐不渴,腹痛下利,神衰欲寐,舌苔白滑,脉微),为回阳救逆的代表方剂。与张仲景《伤寒论》中不同的是,郑重光在《素圃医案》"伤寒治效"中运用附子至一两时可见到,更多的是四逆汤"日进三剂","夜投三剂",足见其重用附子之特色,也更擅于用姜附进行扶阳救逆。

二、"伤寒治效"中四逆汤的加减规律

郑重光在《素圃医案》"伤寒治效"中广泛运用四逆汤进行加减,或加茯苓、人参,或加桔梗,或加人参,或加半夏、茯苓,或加当归四逆汤,或加猪胆汤,或兼用乌梅丸等,颇具章法。

1. 回阳益阴法

四逆汤加茯苓、人参,即茯苓四逆汤,适宜于少阴阳虚,阴液不继的病症。茯苓感天地太和之气化,不假根而成,能补先天无形之气,安虚阳外脱之烦。人参配茯苓,补下焦之元气。《金镜内台方议》云:"四逆汤以复阳气,加人参、茯苓以复阴气也。"吴隐南案"因大劳后得时疫,初病但发热身痛,胸胀作呕……不知连日所服何药,已传少阴,将致亡阳",遂立方茯苓四逆汤。

2. 回阳利咽法

四逆汤加桔梗,适用于少阴寒证、咽喉无音的病症。四逆汤中甘草与桔梗并行,同为舟楫之剂,姜附温里回阳,共奏破阴回阳利咽之功。叶奉宇媳案"孕三月,恶寒呕吐,腹痛下利……寒极于下,阳气不升",遂以四逆汤加桔梗。

3. 回阳益气法

四逆汤加人参,即四逆加人参汤,适用于虚寒下利、阳亡液脱真阳外越之证。汪象成兄令眷案"两尺脉全无,呕逆不已,手足厥冷……此真阳飞越"

急用四逆加人参。方纯石兄案"两颐肿痛,先为疡科所医……至八日见招,肿势将陷,寒热交作……又传入少阴",遂用大剂四逆汤加人参三钱。

4. 回阳温散法

四逆汤加当归四逆汤,适用于厥阴病阴阳错杂寒热并见宜表里兼温者。又令媳汪宅未出阁闺女案"甲申春月,感寒喉痛……此脉沉寒痼冷,未经温散,直入于里",此法当表里双温,逼寒外解,郑用当归四逆汤温经散寒加四逆汤回阳救逆。

三、"伤寒治效"中四逆汤的应用特点

1. 有大小,据症而施

四逆汤中君药附子的剂量在"伤寒治效"中有二钱、三钱、五钱、七钱五分、斤许等类,依病情轻重斟用,如吴季履兄案中"因冷极于内,逼其阳于外……幸神气未昏,手足未厥",用附子斤许。汤剂服法有日服一剂、日服三剂、夜投三剂、日进四剂、三日九剂等,病势危重,服用更甚重剂。如吴云翼兄案"现亡阳烦躁,狂呼抚几而立……急用四逆汤加人参三钱,夜投三剂"。此亦体现郑重光重用姜附之特色,凸显火神派风格。

2. 形相参,善辨虚

临证之时,需用四逆汤剂的病症都颇显危重。郑重光每每能条分缕析,层层剥笋。续溪堪舆案"其语音清响,身轻自能起卧,无烦躁下利阙逆等证,病脉似少阴,而实太阴也"。此证内实似虚,冷证似热,其用四逆汤加人参,作太阴霍乱治法。汪次履兄案"盖府气本于肾,脉既细紧,断非胃热……此为少阴身热可知",此真寒假热之顽疾,据其脉证立方茯苓四逆汤加桂枝、半夏,用药一个半月乃愈。

3. 深谙药理,知所宜避

方安止郡丞案"因病重,又请一医参治,见舌黑而滑,作肾虚,用八味地黄汤加人参……因吐汗多,遂致亡阳……急用真武汤换干姜,每剂人参五钱,附子三钱……方得神清利止",本案前医用八味地黄汤与温阳之旨相悖,

郑熟知扶阳勿夹阴药,果断将生姜换为干姜。又邵子易兄案"素有中寒痰证,数日腹中微痛……先医者已用炮姜附子苍朴温消……少阴证全,此因前之苍朴耗气,继用白术闭气,是以不效也。但久痛伤气,须急扶阳,不宜疏气。"

4.中知人事,"暗度陈仓"

《素问·气交变大论》曰:"夫道者,上知天文,下知地理,中知人事。"四逆汤中附子毒性很大,常人不敢轻服。郑重光每每遇此先暗投附子,取效后再相告,恐病家疑畏。又令郎年十五岁案"因夏月贪凉食冷,致仲秋发热腹痛……此内真寒而外假热,少阴病也,用茯苓四逆汤,暗投附子"。杨紫澜兄案"今已手足厥冷,脉已沉细,若不急温,必加下利……而杨兄素恶热药……暗投附子二钱"。

四逆汤始创于张仲景,大胆广用于火神派。因肝肾同源、乙癸同源,四逆汤力能温补命门真火,并能助肝阳。《素圃医案》"伤寒治效"中四逆汤扶阳以各种加减形式主要运用于少阴病,郑胸有定见,不畏谤议,熟谙热药之理,常起沉疴顽疾。从所载医案中可以看出郑重光尤重阳气,喜用附子,擅用四逆汤,加减灵活,特色突出,不愧为火神派前期的一代扶阳名家。值得一提的是,在"伤寒治效"中还附有误治案,"存为舌鉴",足见郑重光治学为医之精诚。

第二节 郑钦安、卢崇汉等火神派对四逆汤的认识

所谓四逆法就是附子、炙甘草、生姜,无论是外感还是内伤,卢氏都更善用自己的四逆法代替仲景的四逆、白通等方,温复三阴病阳气。四逆汤是附子、炙甘草、干姜,干姜变成生姜,扩大了运用范围。四逆汤中重用炙甘草,四逆法中则往往轻用炙甘草,因为甘草重用有碍中之弊。四逆用干姜是正

四逆,是患者出现脉微肢厥,真正用来回阳救逆,干姜取其温守的作用。四逆法作用不在回阳救逆,而在温肾纳下,生姜是一味很活泼的药,即可以温中散寒,又可以暖下,且能通神明、除臭气功能较多,如果阳气很差的患者已经有浮越之象,所以患者怕热,除阳虚内寒,感受外寒随时有可能,处理不好会影响里证的治疗,生姜用到60g就能很好地处理这个问题。临床上大多数危重患者和慢性患者都要以这个法来收工,四逆法是收工之法也是治疗的真正目的,其他法都是手段为收工做准备,但没有准备工作,收工是很难的。四逆法中不但用干姜,还用生姜,有时候还用炮姜、煨姜,甚至诸姜同用。以四逆法作为收工之法是卢氏在郑钦安思想指导下的一大跨越。

郑钦安认为四逆汤中,附子味辛而不香,偏于直走下元;干姜辛而香能够驱散群阴、荡涤阴邪,能够引附子直接归舍、直走下元;甘草性甘,有伏火的作用。

卢氏在四逆汤的基础上提出了桂枝法,把郑钦安荡涤阴邪、宣导前驱的作用从四逆汤中移除来,使处方效果更加单纯和直接,为引阳归舍做准备,也就是为四逆法的收工做准备。也就是使用桂枝法拨通阻塞的上、中、下三焦。上焦不通宣上焦,中焦不通拨中焦,然后再慢慢地纳下收功,收工时常常使用纳下填精法,使水火既济,命根永固。药物的使用始终抓住四逆扶先天元阳这一个基本点,所以用药大多数是辛温热药:附子、干姜、生姜、肉桂、桂枝等其目的就是扶助坎中一阳。卢氏曾言,如果能活法圆通地运用四逆法、桂枝法,临床问题能解决九成以上。

另外阳虚、阴虚本是根据正邪关系而言。一般来说阳虚总缘阴盛,阴虚总缘火盛。卢氏认为,坎中一阳为人身立命之本,人体的生、长、壮、老、已都由坎中一阳的状态决定,而且万病都源于一元阳气损伤。无论阴证、阳证都是以人体阳气的状态来决定疾病的预后及转归。所以扶阳学派治疗疾病尤其注重扶助坎中一阳。

一、火神派对附子的认识

火神派,又名扶阳学派,因善用干姜、附子而著名。附子味辛、大热、有毒。功用:可回阳救逆、补火助阳、散寒止痛。临床用量,少则 0.3g,多则 600g。剂量差别之大绝无仅有。它被称为百药之长、热药之冠。为扶肾阳第一药,且附子通行十二经脉,临证加减变化无穷。它能够引补气药行十二经,以追复失散之元阳;引补血药入血分,以滋补不足之真阴;引发散药开腠理,以驱逐在表之风寒;引温暖药达下焦,以驱除在里之寒湿。何绍奇先生评价认为:附子一物,可上可下,可攻可补,可寒可热,可行可止,可内可外,随其配伍之异变化无穷,用之得当,疗效卓著。在群药中有不可替代的作用,说它是百药之长是并不过分的。在对这个药的这种认识上,《卢氏药物阐述》认为:"附子大辛大温大毒,大刚大烈且刚中有柔,能内能外,能上能下,为药品中最大一个英雄也,这就是附子。用扶阳的理念去治病、去使用附子,以之治人,人健而身轻;以之治国,人和而国泰。以之治天下,亿万年将成盛世也。"因此广用、重用附子成为火神派一大风格。所谓广用,一是直接以附子为主药,最常见的就是四逆辈,郑氏论述四逆汤的功用时说"凡世间一切阳虚阴盛为病皆可服也""此方功用颇多。得其要者,一方可治数百种病。因病加减,其功用更为无穷。予每用此方救好多人,人咸目予为姜附先生"。显然郑氏扩展了四逆汤的应用范围。二是在应证方剂中加入附子,凡见阳虚皆可加用附子。例如,治疗寒喘用小青龙汤加附子。邪之所凑,其气必虚。阳虚则易感受外邪;阳虚则中宫健运之力微,水谷转输失职,不能转化为精微濡养身体,反变为痰涎为患。阳气不足,肾阳为本,附子加入小青龙汤可配合解表药祛在表之邪,还可配治标之化痰药堵住痰饮之来路,实乃标本兼治之法。所谓重用,是相对于现代的中药药典所规定的附子使用量(6～15g)而言。

吴鞠通指出:"治下焦如权非重不沉。"用轻量附子有时会上火,而用大剂量反而火就下去了,这也是扶阳学派重用附子的一个原因。扶阳学派善用经方治病,且单方重剂,大量使用辛温药物,姜桂附动则几十克、上百克,尤其对附子的使用更是骇人听闻。这是引起世人对扶阳学派争议的一大原因。

二、扶阳学派与温补学派区别

郑钦安明言:"仲景一生只在邪正上论偏衰,今人只在一气上论偏衰。"一语道破扶阳学派与温补学派的区别。也就是说郑钦安认为的阳虚、阴虚是相对于邪气来说,所以阳虚总缘阴盛;而阴虚总缘火邪为盛。并且郑钦安认为阳虚一分则阴盛一分,人体自身的真阴真阳是相等的。

总而言之,郑钦安以元气论为基础,强调阴阳合一的思想;在阴阳合一的前提下,又提出阳主阴从的关系。明代温补学派的张景岳、赵献可等,他们在阴阳的关系上,多强调阴阳互根,即善补阳者,必于阴中求阳,故在补火的同时亦重视滋水;故一派养阴之品中杂一二味补火之品,而仲景立法之祖于纯阴无阳之证,只用姜附草三味即能起死回生,并不杂一味养阴之品。郑钦安强调阳主阴从,重视扶持阳气,特别在治疗虚劳之证上,更与温补学家的方法迥异。正是由于对元气的认识,对阳主阴从思想的重视,使郑钦安对中医理论产生独特创新而不离经旨的诠释,有别于众医家,而自成一派,为现今学术界带来中医研究的新思维。

郑氏认为:八味丸非补阳之品,阳虚者阴必盛,不可在滋阴,八味丸又名肾气丸,乃少火生气之意,乃微微鼓动阳气,有利于阴液的布散、吸收。实乃滋阴之品。六味、八味丸均可用于热邪伤阴的不同阶段。总之温补学派讲究阴阳并重、用药温补兼施,扶阳学派尤重坎中一阳,主张阳主阴从,治病病在阳者,扶阳抑阴,病在阴者,用阳化阴。对于阴证初期治疗讲究单刀直入,很少夹杂阴药,待阴邪化去真阳已复,郑氏用一剂滋阴药将阳气敛住使阳有所附,阴阳自然互根互用。卢氏治疗阴证在阴邪化去可用丸散缓图之,或在补阳药中按一定比例添加补气、填补精血之品以求阴阳平衡。

卢氏认为:仲景一生全在四逆、承气二方,然四逆乃经法、承气乃权法。意思是说顾护阳气是根本,清热法只是疾病发展过程中针对正气未衰、里热已炽盛的权宜之法。郑钦安明言治病之法伤寒已定,因此上海火神派代表人物祝味菊,使用的是伤寒的方法治疗温病。他对于附子一味的运用颇有其理论依据。

祝味菊以"五段"论伤寒,将伤寒病的发生发展过程分为五个阶段,而划分此五个阶段的标准在于人体的"抗力"盛衰,这是对仲景伤寒六经辨证的独特发挥。祝氏认为附子有鼓舞人体抗力的作用,故附子的运用应基于人体抗力不足的病理状态。对于抗力有余,则并不强调附子的运用。祝味菊对附子的配伍运用也十分灵活,如附子配石膏、附子配羚羊角、附子配磁石等,用量也有限,并不是一味重用、滥用附子。对于温病,出现明显的邪热伤阳的症状:如果出现神志渐昏及口渴引饮,但小便量多。临证之时他常采用少量之麻、桂,使患者微微发汗,带走多余之热量,避免体温过高;阳不患多,只须密藏。发热乃是元气在做功抗邪,是相火不在位的表现。祝味菊采用温潜之法使相火归位、使外来之壮火密闭为在位之少火,常用磁石、龙齿、茯神等温潜亢阳;用附子强心,维持正气之抵抗能力;南方多湿,采用半夏、苍术以祛湿。治愈了许多温病学家治不好的病案。弥补了温病存阴尤易,通阳最难的缺憾。

"扶阳"心法的根本目的是针砭时弊,其根本精神是在针砭当时医家不辨阴阳寒热,而恣用寒凉的弊端。因此可知,郑氏之所以在其著作中以大量篇幅阐述阳虚证,倡用温热治法,目的是在于纠时风滥用寒凉之偏,本质是强调辨证论治。

三、扶阳医案

兹举扶阳名家医案,每案举一种证型,以求理论联系实际使读者更好地理解扶阳学派辨证论治思维。

◎案

郭某,男,50 岁。患前列腺增生,水肿 2 年,排尿不畅、排尿时间长、尿等待、尿分叉,饮食、睡眠及大便均无明显异常,脉濡。证属脾肾阳虚气化功能失常,前列腺水湿内停,增生肥大压迫尿道。治以温阳利水。

处方:制附子 60g,茯苓 30g,白术 30g,生姜 7 片,干姜 30g,淫羊藿 15g。

7 剂水煎服,自服药起,每日水泻数次,7 日后腹泻停,小便恢复正常,愈。

按 前列腺位于小腹部位,真武汤出自《伤寒论》治疗少阴寒水之方,由于阳虚阴盛,所以去白芍防恋邪,同时加入淫羊藿温阳祛湿,加干姜含四逆之意,腹泻乃阴邪化去从大便而走。

◎案

王某,女,37岁。2007年10月9日初诊。主诉:连续骑车外出劳累后,牙龈出血,刷牙时显著。症见:舌淡苔白,稍乏力,脉稍缓。诊断为阳虚出血。辨证为虚火上炎,热扰血络,血溢脉外。

处方:制附子15g,干姜10g,炙甘草25g。

按 药进1剂血止,自感精力充沛。《黄帝内经》云:阳气者,烦劳则张。且阳不患多,只须密藏,四逆汤原为回阳救逆第一方,亡阳虽与虚火上炎的牙龈出血有天壤之别,但病因都属阳气虚损,只是程度不同而已,且附子辛散而不守,所以用大于附子剂量的炙甘草来制约它的辛散,使之补阳作用持久。用补阳的方法治疗这种自觉上火的牙龈出血充分体现了《黄帝内经》治病必求于本的思想,所以疗效显著。

◎案(慢性肾炎合并尿毒症)

某,男,57岁。1995年5月17日初诊。主诉:慢性肾炎18年,半月前由感冒引起恶心、呕吐、周身浮肿、腰痛,小便减少。尿常规:蛋白(++++),RBC(++),西医诊断为慢性肾炎急性发作。西医处理后恶心、呕吐加重,全身疼痛,腰疼更明显。腹部胀满,全身水肿,每日小便量不足400ml,大便不爽,解便困难。尿常规检查,蛋白(++++),RBC(+++),WBC(+),肾功能检查,尿素氮(BUN)19.63mmol/L,肌酐(Cr)832μmol/L,建议透析,没有接受。症见:面色苍白,脉洪、弦,重按尺不及寸,舌苔黄、黑、厚腻,舌质少津。中医诊断为肾厥。治以扶阳泻下。

处方:制附子90g(先煎2小时),大黄20g,芒硝15g,茯苓25g,泽泻15g,法半夏20g,砂仁15g,陈皮15g,炙甘草5g,生姜90g,3剂。

二诊:患者感觉好一些,能够吃少量东西,大便每日3~5次,黑酱色。

三诊:在上方基础上稍做改动,7剂。药后小便量增加,大便每日3~4次,酱黄、稀糊状,全身浮肿减轻,呕吐减少,饮食增加,余症均减。

四诊:在上方基础上稍做改动,服到20剂,身肿全部消退,不恶心呕吐,其他症状大大减轻,小便量每日2000ml,大便每日2~3次,稀黄状,舌质淡、瘀气减轻,舌苔转为润泽的白腻苔。脉象洪弦转为沉细。尿常规检查,蛋白(+),WBC(0～+++)。肾功能检查:BUN 12.3mmol/L,Cr 254.5μmol/L。继用扶阳泻下法,大黄、芒硝各减 5g,制附子增加到 120g,根据病情,增加党参、黄芪、巴戟天、菟丝子、肉桂。又服了 60 多剂,肾功能正常。改用扶阳填精法。

处方:制附子 150g,白术 15g,砂仁 15g,巴戟天 25g,益智仁 30g,菟丝子 20g,淫羊藿 30g,炙甘草 10g,生姜 120g。

共用药三个多月,中间稍有一些增减。最后用这个方做成丸散以善后。10 年后多次检查肾功能均正常。

按 中医讲久病及肾,也就是坎中一阳不足,导致了气化失职,水毒存留,不能排出体外,损伤肾脏。形成了尿毒症、肾厥。治疗上主张温扶坎中一阳,辅以泄浊祛邪。附子温扶先天坎中之阳,使肾水沸腾,气化功能增强,加强利尿作用。在扶阳的前提下,用芒硝、大黄峻下,把血中的水毒通过肠道排出体外,减轻了肾脏的过滤负荷。方中的茯苓、泽泻等,利尿,逐渐恢复肾主水的功能,再用党参、黄芪助附子益气扶正。这就使久用泻下峻药而不伤精、伤正。再用砂仁纳五脏之气归肾,陈皮、炙甘草行气和中,能够增强食欲,有助于恢复体力。

肾病患者在后期呈现一些舌体变瘦,舌苔变黄、变燥、变黑,大多数肾病的患者舌苔都是以黄、黑、厚腻为多,用扶阳泻下法把患者体内的秽浊之物排出体外,使胃中的浊气下降。舌苔的颜色,由黑逐渐变为常色,口中的气味逐渐减小。肾脉当沉,沉为常脉,死肾脉在指下,有一种夺索的感觉,是弦、洪的一种现象。不是阳盛、阳亢的表现。使用扶阳泻下的法则,使肾功能恢复,尿素氮、肌酐逐渐降低到正常,脉象最终恢复为沉缓或沉细,治疗就到位了。(卢崇汉医案)

扶阳学派在仲景《伤寒论》的基础上,根据正邪的关系明列阴虚、阳虚两证。在明辨阴阳的基础上对疾病进行治疗,力求治病求本。其学术思想纠正了许多错误的辨证;也改变了中医作为慢郎中和只能治疗慢性病的模式;其治病求本,尤重先天一点真气,也体现了中医治未病的思想。其阴阳辨证之精确,尤其是对阴火的阐释,实为中医学瑰宝。其立法用药强调阳主阴从，无论从伤寒到温病、从外感到内伤处处以顾护人体阳气为主，只要有阳气不足的表现都可应用扶阳药物。扶阳范围超过了张仲景和王好古的阴证范围，并且对温补学派、温病学派和朱丹溪的相火论有更深刻的认识，所以处方用药与以上几派方法迥异。其见解多发前人所未有，揽天下所有学派于阴阳之中，于纷繁复杂的疾病现象还原疾病之本质。当今社会疾病表现更加变化多端，新病怪病层出不穷，苟能拨云散雾看到疾病本质，则治病水平上工而已。其治疗阴证尤为擅长，且单方重剂具有明显的经方特点，郑钦安认为阳虚总缘阴盛（阴邪盛），并且阳不足则精血也不足。也就是说阳虚阴盛精血不足是当代人的普遍现象。对于阴证，处方用药，初期讲究单刀直入绝少加阴药，但在阴邪化去后采用丸散缓图之或与辛味药按一定比例在汤剂中加入填精之品以求阴阳平衡。其对实热证的治疗也以顾护人体阳气为主，在热病初期阶段采用通、下之法使邪去正安，也是扶阳的表现形式。但如果热病过程出现人体阳气不足的现象，为防止阴竭阳亡，则采用"病在阴者，用阳化阴"的治疗方法。总之，其辨治思维以顾护人体坎中一阳为最终目标。

第三节　名医医案

一、李可老中医运用圆运动理论的临床经验

李可老中医是当代杰出的临床中医大家，他善于用纯中医的方法治疗急危重症、疑难杂症，从事中医临床50余年，常年奔波在临床第一线，救治各类患者数以万计，国医大师邓铁涛教称其为"中医的脊梁"。李老在讲述自己学医的经历中提到，接触到彭子益先生的著作，使自己的中医思路更加清晰，对中医的理解更加深刻，在仲景学说以及圆运动理论的指导下，结合临床实践，逐渐破疑解惑，对中医有所领悟。

　　李可老中医对《圆运动的古中医学》一书评价极高,认为其上承《黄帝内经》要旨、仲景心法,以周易河图中气升降之理,深入浅出地解析了中医之奥秘。李老从圆运动学说中深刻理解了"凡病皆为本气自病",本气乃先天之气与后天气相合而成,站在脏腑角度可理解为先天肾气与后天胃气之融合。先天之气与后天之气不可分隔,正如公司资金运转,先天之气可喻为固定资金,后天之气可喻为流动资金,公司运转之后流动资金盈利来补充固定资金,固定资金又不断投入到流动资金,两者难分彼此。本气为先天肾气与后天胃气构成的混元一气,疾病乃本气先病,与外界邪气相感召而成,故临床治疗应针对人体本气一气周流、循环不息之圆运动。李老在临床上重视圆运动之轴与圆运动之根。《伤寒论》第113方处处体现"保胃气,存津液"之用意,与圆运动学说中重视中气相一致。李老认为"六经赅万病",而六经中"三阳统于阳明,三阴统于太阴",阳明胃与太阴脾同属中土,足阳明胃经戊土之气下降,彼太阴脾经己土之气上升,脾升胃降之圆运动形成后天中土之气。故临床遇危证,先救胃气,有一分胃气,便有一分生机。中气为后天之本,为圆运动之轴,然"五脏之伤,穷必及肾",先天肾气为圆运动之根。凡从中土脾胃论治不效者,应速温养命门之火,火旺则土自生。

　　在几十年的临床中,李老创立了多条行之有效的方剂,每条均暗合圆运动之理,本研究仅从最具代表性的"破格救心汤"来分析立方主旨。"破格救心汤"主要由四逆汤类方及来复汤加减变化而成,临床应用于心力衰竭的治疗。初期,李老发现心力衰竭患者不仅阳气衰微、阴邪内盛,而且阴体亦不足,故多应用四逆加人参汤为主方,四逆汤破北方之寒邪,复圆运动之根,人参补五脏之精。然此法救治心力衰竭危证只能达到半死半生的效果,部分患者症状缓解后不久还会复发,不及救治而死亡。李老看到张锡纯之"来复汤"后明白,垂死患者五脏六腑阴阳气血严重散失,回阳救逆可短时间缓解病情,然"元气之脱,皆脱在肝",肝属于足厥阴经乙木之气,元气虚极,风木之气易动,带动圆运动左路升发之气过度,又因圆运动之根基已不复稳固,一动则连根拔起,生命不复。山茱萸味酸、质润,不仅可以助肝之用,更可补肝之体,为"救脱第一要药"。后李老在破格人参四逆汤中重用山茱萸,并辅助其他药味,最终形成现今广为应用之破格救心汤,用治心力衰竭之疗效也更加显著。

医案精选

◎案

郭某,40岁。1994年5月11日初诊。从入室至诊脉的5min内,连连呃逆达7次,声高息涌,面赤如妆,舌淡水滑,六脉沉细,痛苦不堪。询其始末,因其经营小煤窑,心劳力拙。常觉口舌干燥,眼冒金星。粗知医,自认火症,服三黄石膏汤半剂,夜半发呃,至今5昼夜,中西药罔效。

处方:炙甘草60g,制附子、干姜、吴茱萸各30g(开水冲洗7次),公丁香、郁金各10g,红参15克(另炖),生半夏30g,鲜生姜30g,姜汁20ml(对入),大枣20枚,加冷水1 500ml,文火取浓汁500ml,少量多次服。

后遇于街头,告知服药约1/3剂已愈,唯觉精神委顿而已。

按 患者平素操劳过度,气血亏虚而出现口舌干燥、眼冒金星等症,患者误用苦寒药,致寒邪收敛过度成水寒龙火飞之势。连连呃逆、声高息涌、面赤如妆为不当位之热,舌淡水滑、六脉沉细为北方寒邪过盛之真面目。主症为呃逆,可知元阳之气欲从中脱,中气欲绝。故重用姜附之辈以破寒冰、回阳气,合生半夏助足阳明胃经戊土之气下降,固中土。量大力专,一剂得效。

二、吕英主任医师运用四逆汤治疗牛皮癣案

吕英主任医师师从李可老中医,深得李老真传,并将中国传统文化与中医学融会贯通,善于治疗妇科、儿科疾病及其他疑难杂症。临证时将先天后天八卦、河图洛书、五运六气、六经辨证、十二经脉、脏腑学说相贯穿,尤其对于人身一气周流之圆运动有细致入微的理解和应用。

吕英主任医师认为治病当求本,此本为生命之根本,从高的层面上讲,它对应于天地、宇宙的本源,从低的层面上讲,它对应于"人活一口气"之气。天地乃大宇宙,人身一小宇宙,人因天地阴阳二气往复流行而生,故人身小宇宙的运行不离天地大宇宙之规律。人身气机之圆运动与天地圆运动相合则健康无病,与天地之圆运动相逆则化生百病。作为中药之草木、金石亦为天地所生,其生存地域、时间、取用部位决定其所享赋天地之偏气,利用药物

之偏气来纠正人身不圆之圆运动。故临床辨证在于判断一气流行出现障碍的方位、正邪强弱的对比,通过拿捏选择药物和剂量,最终使人身之圆运动与天地之圆运动相合,也即和于道。

吕英主任医师对于四逆汤类方的应用:认为四逆汤立方立足于四方,而北方坎卦中一丝真阳乃人身立命之本,所以临证时应立足北方分析一气周流于四方之气的运行规律,四方之气为坎卦的变现,故四逆汤可以应对临床多种疾病;干姜用量大于附子、附子用量大于干姜时为通脉四逆汤,而干姜之用量取决于中央戊己土之圆运动燥湿失调的情况;四逆汤加山茱萸应用于北方生发之力、东方升发之力俱不足的疾病,山茱萸不仅可以补足厥阴肝经乙木之体,又可助乙木之用;四逆汤加乌梅应用于北方不足合并西方收敛之力不足而出现相火不藏,乌梅味酸,察肝经木气之温升,色黑质润察水气之精,收敛之中又带有春季萌发之性,降而复升,故可有效收敛北方根气不足导致之相火外浮。

医案精选

◎案

刘某,男,65 岁。2007 年 8 月 31 日初诊。主诉:右侧足背牛皮癣 20 余年。症见:右侧足背部皮肤局部增厚、质硬,可见片状丘疹,色暗红,上见白色干燥皮屑。口干,喜凉饮,舌稍红,苔薄白,脉弦紧。

处方:制附子 24g,干姜 24g,炙甘草 50g。5 剂。

用法:每 2 日 1 剂,加水 500ml,文火煎至 300ml,分 2 次子(23 时至 1时)、午(11 时至 13 时)二时辰初时冷服。

按 患者主要表现为右侧足背部皮肤病变,然"冰冻三尺非一日之寒",此必因经脉不通,寒邪凝滞,气血津液长期不得濡养病位而成。"阳化气,阴成形"之理,不仅适用于生理亦适用于病理,故气化之病易治,往往可短期取效,有形之物难化,需长期作战。北方为生命圆运动之根,经脉不通必有北方根气不足存在,该患者皮肤症状为标,非一时可解,应立足北方坎卦位先扶正为要,方用四逆汤。"口干,喜凉饮"可知足阳明胃经戊土之气太过,故服用方法顺其势而为之,热药冷服,偷渡上焦。脉弦紧为寒邪闭束,阳气不申之表现。

二诊:9 月 13 日。周身皮肤瘙痒,伴难入睡,脉左沉紧,右浮关弦,中沉取尺弦,紧象较前消失。

处方:制附子 24g,干姜 24g,炙甘草 50g,生龙骨、生牡蛎各 30g,山茱萸 45g。10 剂。

用法:每日 1 剂,加水 1 000ml,文火煎至 300ml,分 2 次服。

按 服上药后,脉紧之象消失,可知寒邪化掉一部分,然出现全身瘙痒等症。最外一层寒冰得化,北方阳气萌动,厥阴风木之气随之上升,然由于北方寒邪仍较重,圆运动之根基不稳,木气升发过度,至南方气郁不得开。"诸痛痒疮,皆属于心",心与南方相应,南方气机郁滞,手少阴心经丁火之气不得疏散故痒。"阳入阴则寐",丁火之气不降,阳不入阴故难入睡。生龙骨、生牡蛎为金石之物,质硬而重,可助阳气潜藏,山茱萸补木之体,助木气之用。

三诊:9 月 21 日。右足背牛皮癣变软,难入睡,间有咽干痒作咳,牙痛,舌稍红,苔薄白,中有裂纹,脉右和缓,左沉。

处方:龟板 15g(先煎),生龙骨、生牡蛎各 30g,砂仁 10g(碎),制附子 24g,干姜 24g,炙甘草 48g,活磁石 30g,童子尿 30ml(自备),菟丝子 15g,骨碎补 30g,僵蚕 10g,百合 30g。5 剂。

用法:2 日 1 剂,加水 1 000ml,文火煎至 300ml,分 2 次服。

按 部分寒邪得化之后,阳气生发,新一轮圆运动开始。正邪是一家,邪气随正气一起升动,升发过度郁结于南方,用药物开郁火并助其下降,经中土的伏藏,转化为正常的火气,并发挥温煦作用,邪转为正,故病灶部位变软,病情好转。仍有难入睡、咽干痒等,乃火气不收,游溢各处出现相应病症。在原方基础上加强潜降之力,方中龟板味咸性寒,得水气之精;金石类属金,活磁石可吸引他物,更得金气收敛之气。

四诊:10 月 26 日。病史如前,舌稍红,苔中薄白,右脉纵向滑动,左脉滑如豆。

处方:制附子 15g,干姜 15g,炙甘草 30g,红参 15g,山茱萸 30g,生龙骨、生牡蛎各 30g,砂仁 15g(碎)。3 剂。

用法:每日 1 剂,加水 800ml,文火煎至 200ml,分 2 次服。

五诊:11 月 16 日。足背牛皮癣减轻,局部按压时有酸软感,舌稍红,苔白,脉弦。

处方:制附子 18g,干姜 15g,炙甘草 36g,山茱萸 24g,生龙骨、生牡蛎各27g。10 剂。

用法:每 3 日 1 剂,加水 800ml,文火煎至 100ml,1 次服。

按 四诊时脉已无弦象,以滑为主,可知此时寒冰转化为水湿,经转化后产生有形之邪不同于固有之邪,在原方基础上加砂仁,运中土,助水湿排出。此时邪气衰弱、正气亦虚,故加红参收敛正气,为下一轮圆运动蓄积能量。五诊中症状进一步好转,病灶根基已动摇,脉象复现为弦,可知在圆运动一轮轮运转中寒邪被层层转化。此时脉弦而位于指下,不同于初诊之弦,此时寒邪已浅。处方减砂仁、红参,复二诊治法。

六诊:12 月 27 日。牛皮癣无改善,怕热,周身肤痒,舌稍红,苔白,右关弦尺虚,左指下滑。

处方:葱白 2 根(自备)、蝉蜕 10g,白鲜皮 10g,制附子 18g,干姜 15g,炙甘草 36g,山茱萸 24g,生龙骨、生牡蛎各 27g。10 剂。

用法:每日 1 剂,加水 500ml,文火煎至 100ml,1 次服。

七诊:2008 年 2 月 15 日。足背牛皮癣局部皮肤变软,皮屑消失,腰酸,舌尖稍红,苔薄,脉指下。

处方:制附子 6g,干姜 6g,炙甘草 12g,山茱萸 12g,葱白 1/3 根(自备)。3 剂。

用法:每 3 日 1 剂,加水 500ml,文火煎至 100ml,1 次服。随访坚持服用1 个月,每 3 天 1 剂。病愈。

按 寒冰层层融化,邪已至表,再次出现怕热、皮肤痒等症状,因正胜邪却,胜利在望,此时指标无闭门留寇之虑,故可采用标本兼治之法,加用蝉蜕、白鲜皮等。七诊时足背症状已几近痊愈,故减小药物用量,缓缓调理而愈。临床上,牛皮癣为难治之症,然本例医案中却用不到 1 年时间取效。关键在于根据脉证分析病情,认清标本,不管牛皮癣之病名,亦不为标症所迷惑,只管圆运动之一气流行存在障碍之部位。始终立足北方恢复正气,抓住主要矛盾加减变化辅助药味,正胜邪却,身体修复损伤部位。

三、朱章志教授运用四逆汤的临床经验

朱章志教授从医几十年，一直潜心研究《黄帝内经》《伤寒论》等中医学经典著作，形成了自己独特的中医学思路。认为诊疗过程中应始终贯穿道法自然、医易同源、天人合一的思想，结合天地的圆运动规律以及人体阳气运行的圆运动规律来处方用药。将伤寒六经学说与中医的整体观学说结合进行研究，认为天地之气的运行符合圆运动规律，而每个人出生的时空决定了他所处与天地圆运动的某一点，天、地、人之间的相互关系对人的生命特征、体质特点、性格趋向、发病规律等有一定的影响。辨证诊疗中将患者出生时天地的圆运动、就诊时天地的圆运动以及患者自身的圆运动相结合，从而确定处方药物，体现了五运六气学说的精神。在此理论指导下的未病先防的治疗特色，不仅提高了临床疗效，更赢得了患者的一致好评。朱师认为娱乐设施的增加、生活工作压力的增大，以及饮食、作息的不合理导致现代人体质虚弱，发病多外感、内伤同时存在，单纯的表证、实证临床很难遇见。病情复杂用攻伐药祛邪恐身体不受，用清凉滋补药恐邪气收敛于内。对应于圆运动理论，攻伐药相当于圆运动左路之升发，滋补药相当于右路之敛降，若左升右降的药物同时应用，而各有侧重则可恢复机体某一层次的圆运动，不致出现上述弊端。圆运动恢复以后，人体自身自会祛邪外出。故朱师临床上主张合方，扶正与祛邪同治，更注重扶正。朱师常用基础方由四逆汤、理中汤、麻桂剂等组成，当患者表现为心悸、多汗、面色红、脉大不敛等症，辨为阳气收敛不足者，加大山茱萸、红参之用量，减少停用麻黄、桂枝等，并适时使用龙骨、牡蛎，以加强圆运动右降之力；当患者表现为面色晦暗、舌苔浊腻、脉沉有力等症，辨为寒邪阴浊之气强盛而底气亦足者，则重用附子、细辛、吴茱萸等开破药物，减量或不用收敛药物，加强圆运动左升之力。"左右者，阴阳之道路也"，当主动出击，助正气祛邪时，则重在左路之升，当适时收敛、蓄积力量时，则重在右路之降。

医案精选

◎案

杨某，女，33岁。2006年11月初诊。患者自觉颈项部、胸背部、双足等

多部位冷感,似有寒痰凝滞;伴痰多,色白;汗出多,休息时亦有汗出;口干,饮水多;小便清长,夜尿频多;舌质淡暗,边有齿印,苔白,脉弦细。面色黄晦,目胞黑。平素易感冒,畏寒喜温。辨证属少阴、厥阴阳虚,寒湿凝结。治以四逆汤、麻黄附子细辛汤合当归四逆加吴茱萸生姜汤。

处方:制附子(先煎30min)25g,干姜25g,炙甘草30g,当归15g,桂枝20g,白芍15g,细辛(后下)6g,大枣30g,吴茱萸12g(沸水洗2次),生姜30g,边条参(另煎汁对入)12g,麻黄6g,白术15g,茯苓30g。5剂。

二诊:患者诉服5剂药后周身顿感舒畅,冰冷感大为减轻,似有暖流从身体经过;汗出减少,解出大便较多,次数增多,便后无不适感,睡眠亦较之前好转;查舌脉同前。效不更方,继服5剂而愈。

按 患者主要症状表现为怕冷,此乃寒邪内盛,收敛过度所致。如自然界阳光不得普照之处,有常年积雪者;北方收敛过度,阳气不得升达,不到之处则恶寒严重。饮食转化为水谷精微之后,经脾气的输布作用上达于肺,肺经收敛过度,通行不利,精微凝结于肺,故痰多、色白;"阳者卫外而为固也",阳气不得通达于表,表气失固,故汗多;寒盛水液不化,故饮水多而不解渴,并有夜尿频数;舌苔白、有齿印、脉弦,亦为寒湿之表现,同时兼有脉细,可知久寒已入里,体亦不足。用药选择四逆汤、麻黄附子细辛汤、当归四逆加吴茱萸生姜汤之合方,主要立足于北方对治寒水过盛、久寒入里,辅以细辛疏通经脉、助阳气由里出表,加麻黄、白术、茯苓打开邪之去路。药力迅猛加之患者年龄尚处于中年,故5剂明显好转,10剂痊愈。

参考文献

[1]赵鸣芳.随证治疗是中医经典用药模式[J].中医药文化,2013,(1):21-24.

[2]阎爱荣,张宏.附子的药理研究[J].中国药物与临床,2008,(9):745-747.

[3]裘又明,方莉,林华,等.附子不同部位及其炮制品生物碱的含量比较[J].北方药学,2013,8:6-8.

[4]陈德兴,等.神农本草经[M].福州:福州科学技术出版社,2012.

[5]张明发,苏晓玲,沈雅琴.干姜现代药理研究概述[J].中国中医药科技,1996,(2):46-49.

[6]陈存标,陈秀榕.干姜止泻作用的药理实验[J].海峡药学,1994,(3):19-20.

[7]周静,杨卫平.干姜的临床应用及药理研究进展[J].云南中医中药杂志,2011,(2):70-72.

[8]张明发,段泾云,沈雅琴,等.干姜"温经止痛"的药理研究[J].中医药研究,1992,(1):41-43.

[9]王奇.《伤寒论》方中炙甘草炮制方法探析[J].河北中医,2013,(11):1654-1655.

[10]金宏.浅谈甘草药理作用[J].时珍国医国药,2000,1:78-79.

[11]杨明,刘小彬,黄庆德.附子甘草配伍减毒增效机制探析.时珍国医国药,2003,14(4):197-198.

[12]吴谦.医宗金鉴[M]北京:人民卫生出版社,2006.

[13]陶弘景.名医别录[M].北京:人民卫生出版社,1986.

[14]李时珍.本草纲目[M].北京:北京燕山出版社,2010.

[15]黄煌.张仲景50味药证(3版)[M].北京:人民卫生出版社,2008.

[16]田代华.黄帝内经素问[M].北京:人民卫生出版社,2005.5:88.

[17]严用和.严氏济生方[M].北京:中国医药科技出版社.2012.

[18]秦之桢.伤寒大白[M].北京:中国中医药出版社.2012.

[19]龚信.古今医鉴[M].北京:中国中医药出版社.1997.

[20]罗天益.卫生宝鉴[M].北京:中国医药科技出版社.2011.

[21]危亦林.世医得效方[M].上海:第二军医大学出版社.2006.

[22]王怀隐.太平圣惠方[M].北京:人民卫生出版社.1958.

[23]熊曼琪.伤寒论[M].北京:人民卫生出版社,2011.

[24]陈明,刘燕华,李芳.刘渡舟验案精选[M].北京:学苑出版社,2007.

[25]张国骏.成无己医学全书[M].北京:中国中医药出版社,2004.

[26]陈修园.陈修园医学全书[M].太原:山西科学技术出版社,2011.

[27]孙思邈.备急千金要方[M].沈阳:辽宁科学技术出版社,1997.

[28]葛洪.肘后备急方[M].天津:天津科学技术出版社,2005.

[29]张景岳.景岳全书[M].北京:中国中医药出版社,1994..

[30]何金荣.四逆加人参汤治疗急证二则[J].河南中医药学刊,1996.2:27-40.

[31]肖文君.经方治疗小儿遗尿症[J].湖北中医杂志,1999,7:50.

[32]宋宗福."回阳救逆"法应用体会[J].中国医药学报,2000,5:77-78.

[33]吴静山.验案两则[J].江西中医,1959,5:30.

[34]白光中,李孔定.对茯苓四逆汤证的病机认识[J].四川中医,1983,(2):17.

[35]蒋子富.谈茯苓四逆汤之用茯苓[J].中医杂志,1982,(11):62.

[36]姚耿圳,邹旭.试论茯苓四逆汤证[J].中国中医药现代远程教育,2011,(2):
    3-14.

[37]吉益东洞.方机[M].北京:人民卫生出版社,1955.

[38]尾台榕堂.类聚方广义[M].北京:学苑出版社,2009.

[39]叶可夫.茯苓四逆汤在心脏疾病中的应用[J].浙江中医杂志,1999,8:30.

[40]郭恒岳.茯苓四逆汤治疗慢性头痛的经验[J].国外医学(中医中药分册),
    2005,1:29-30.

[41]陈品需.茯苓四逆汤临床运用体会[J].新疆中医药,2003,4:79.

[42]白祺宗.茯苓四逆汤临床运用一得[J].陕西中医函授,1992,6:35.

[43]周连三,等.茯苓四逆汤临床运用经验[J].中医杂志,1965,1:28.

[44]陈无择.三因极一病症方论[M].北京:中国中医药出版社,2007.

[45]陈师文,等.太平惠民和剂局方[M].沈阳:辽宁科学技术出版社,1997.

[46]吴昆.医方考[M].南京:江苏科学技术出版社,1985.

[47]吴勤瑞.干姜附子汤新用[J].甘肃中医学院学报,1998,1:55-56.

[48]袭英顺,傅元陆,袭济苍.经方扶阳治验5则[J].江西中医药,2011,8:
    41-42.

[49]冯崇环.干姜附子汤加味治疗烦躁一例[J].安徽中医学院学报,1985,
    (3):59.

[50]李培生.伤寒论讲义(第一版)[M].上海:上海科学技术出版社,1985.

[51]巨邦科.白通汤临床应用验案3则[J].上海中医药杂志,2009,9:43-44.

[52]叶勇.白通汤加味治疗高血压病[J].中国民间疗法,2000,8:29-30.

[53]尚福林,梁国柱.产后腹泻验案1则[J].新中医,1996,2:21.

[54]彭清华.论暴盲[J].湖南中医药大学学报,2010,5:3 – 6.

[55]李筱圃.妇产科医案五则[J].云南中医学院学报,1979,(2):40 – 43.

[56]南京中医药大学.伤寒论译释[M].上海:上海科学技术出版社,2010.

[57]万全.万氏家传伤寒摘锦[M].武汉:湖北科学技术出版社,1984.

[58]马湖荡.通脉四逆汤治疗心动过缓36例[J].中国中医药信息杂志,2001,8:81 – 82.

[59]谭福天,王丽荣.通脉四逆汤在周围血管疾病中的运用吉林中医药,1993,3:31.

[60]倪凯远.通脉四逆汤治发热[J].山东中医杂志,1994,1:46.

[61]聂小平.通脉四逆汤加味治疗痛痹[J].四川中医,1984,6:55.

[62]滕婕.关于中医辨证"真寒假热"病例的探讨.哈尔滨中医,1960,1:58.

[63]吕志杰,等.仲景方药古今应用[M].北京:中医古籍出版社,2000.

[64]柯琴.伤寒来苏集[M].北京:中国中医药出版社,1998.

[65]李红霞.乌梅丸加减治疗结肠炎验案举隅[J].中医药研究,1991,5:61 – 62.

[66]窦有业,杜蓉.四逆汤的临床应用与实验研究进展[J].医药导报.2008,27(1):74 – 75.

[67]缪萍,裘福荣,蒋健.四逆汤化学物质基础及配伍机制的研究进展[J].中国实验方剂学杂志.2014,20(5):234 – 237.

[68]程宇慧,序工铁,侯世祥.四逆汤新制剂—滴丸和栓剂与药典四逆汤的比较[J].中国中药杂志.1990,15(8):30 – 32.

[69]南京药学院.药剂学[M].北京:人民卫生出版社,1979.

[70]北京医学院.工业药剂学的理论与实践.北京:人民卫生出版社,1984.

[71]程宇慧,廖工铁,侯世祥.四逆汤栓剂的研究[J].中国药学杂志.1990,25(4):215 – 218.

[72]王付.四逆汤合方辨治诸疼痛[J].辽宁中医杂志,2010,37(10):2015 – 2036.

[73]成无己.注解伤寒论[M].北京:人民卫生出版社,1978.

[74]陶节庵.伤寒六书[M].北京:人民卫生出版社,1990.

[75]张志民,徐柏英.对张仲景用附子的研究[J].上海中医药杂志,1957(6):32.

[76]潘澄濂.附子在《伤寒杂病论》诸方配伍中的作用探讨[J].浙江中医学院学报,1990,14(6):4.

[77]王叔和.脉经[M].北京:中国医药科技出版社,1998.

[78]王军梅.加味四逆汤对心肾阳虚型慢性心衰患者中医证候及心功能的影响[J].四川中医,2016,34(1):78 – 79.

[79]廖华,郭小梅.慢性心力衰竭诊断与治疗新进展[J].心血管病学进展,2011, 32(1):94-97.

[80]徐娇雅,祝光礼.中医药治疗慢性心力衰竭实验研究进展[J].浙江中西医结合杂志,2013,23(1):72-75.

[81]郑筱萸.中药新药临床研究指导原则(试行)[M].北京:中国医药科技出版社,2002:115-119.

[82]LE D C,JOHNSON R A,BLNGHAM J B,et al. Heart failure in outpatients:a randomized trial of digoxin versus placebo[J]. N EngI J Med,1982:306.

[83]张艳,礼海,王彩玲.浅谈慢性心衰中医病名病机研究[J].时珍国医国药, 2011,22(6):1547-1548.

[84]董晓斌,孔立.慢性心力衰竭的中医病机演变探讨[J].环球中医药,2011,4 (3):201-203.

[85]何泽云.张锡纯临证运用山茱萸经验初探[J].湖南中医杂志,2012,28(2): 99-100.

[86]杨敬.血府逐瘀汤加减治疗顽固性失眠52例临床观察[J].河北中医.2011, 33(12):1813.

[87]赵晓薇.葶苈当归四逆汤治疗慢性肺心病体会[J].中国中医药信息杂志. 2002,9(4):80.

[88]孙中兰,徐同印.中西医结合治疗肺心病合并心功能衰竭60例[J].山西中医,2004,20(1):27-28.

[89]胡全忠,刘玉杰.四逆汤治疗急性心功能不全一例[J].郧阳中医论坛,2012, 6(4):33-34.

[90]顾宁,黄燕,汪静,等.益心舒胶囊对冠心病心功能不全患者心功能的影响 [J].中西医结合心脑血管病杂志,2010,(2):142-144.

[91]蒋梅先.谈谈慢性心功能不全的中医分期论治[J].中医杂志,2005,(6): 461-462.

[92]吴佳铭,尹中,张培,等.中医辨证论治慢性心功能不全的研究进展[J].现代中西医结合杂志,2012,(3):333-334.

[93]张艳.慢性心衰的中医辨证与分子生物学研究初探[J].中医药学刊,2002, (4):477-480.

[94]徐重白,贾坚,吴中华.慢性心衰中医辨证分型及规范化治疗与预后的相关性[J].江西中医药,2011,(9):9-11.

[95]马中夫,王友成.心衰病症的中医诠释及治疗[J].辽宁中医杂志,2001, (2):110.

[96]段文慧,郑思道,苗阳,等.慢性心力衰竭中医证型与心功能关系探讨[J].中西医结合心脑血管病杂志,2010,(5):511-513.

[97]段文慧,李立志,王承龙,等.急性心肌梗死中医证候分布及与心功能相关性的研究[J].北京中医药,2010,(4):243-245.

[98]贺泽龙.充血性心力衰竭中医证型的临床回顾性调查研究[J].湖南中医学院学报,2003,25(5):10-11.

[99]周斌,郭洪涛.益气养阴化瘀利水治疗慢性心功能不全[J].新疆中医药,2005,(4):84-85.

[100]张文群,周端.周端辨治慢性心功能不全的临床经验[J].上海中医药杂志,2007,(6):26-27.

[101]郑军,刘金玲.中西医结合治疗气虚血瘀型慢性充血性心力衰竭37例[J].西部中医药,2011,(12):62-64.

[102]俞凤英.加味真武汤治疗慢性心功能不全54例[J].中国中医药科技,2009,(3):243-244.

[103]胡志宇,王友兰,舒晔.温阳利水强心颗粒和真武汤颗粒的药效学实验研究[J].云南中医中药杂志,2003,(5):33-36.

[104]孙德昱,陈玉.真武汤加味治疗慢性心力衰竭30例疗效观察[J].新疆中医药,2011,(5):9-10.

[105]张晓杰.葶苈大枣泻肺汤加味治疗肺心病心力衰竭临床观察[J].现代中西医结合杂志,2008,(24):3789-3790.

[106]陈红霞,高华.葶苈大枣泻肺汤治疗心力衰竭体会[J].新疆中医药.2002.(3):80.

[107]闫俊慧,宋俊生,马路.经方辨治肾源性水肿[J].吉林中医药,2011,31(9):842-843.

[108]龚人爱.慢性肾病性水肿中医证治简况[J].实用中医内科杂志,2012,26(11):53-54.

[109]赵斌.肾性水肿辨治述略[J].浙江中医杂志,2011,46(10):757-758.

[110]杨海燕,董静秋.试谈水肿病从肺脾肾的论治[J].哈尔滨医药,2003,23(5):39-40.

[111]章凯.肾性水肿病从肝论治[J].辽宁中医药大学学报,2012,14(4):154-155.

[112]王俊英.李时珍辨治水肿用药思路浅析[J].中国民间疗法,2011,19(12):8-9.

[113]张玉辉.四逆汤治疗疑难杂症临床探讨[J].中医学报,2010,25(5):960-961.

[114]梁华龙.少阴少阳枢机证治异同论[J].河南中医,2008,28(4):12-13.

[115]岳胜利.郑钦安"阳主阴从"学术思想发挥[J].河南中医,2008,28(5):12-14.

[116]郑钦安原著唐步祺阐释[M].成都:四川出版集团巴蜀书社,2006:82.

[117]中华人民共和国卫生部.中药新药临床研究指导原则[M].北京:人民卫生出版社,1993:41.

[118]陈亮,贾彦寿,赵成,等.四逆汤临床应用体会[J].天津中医药,2005,22(2):147-148.

[119]王倩,熊家轩.四逆汤之临证发挥[J].安徽中医学院学,2005,24(3):4-5.

[120]湖南省中医药研究所.湖南省老中医医案选[M].湖南:湖南科技出版社,1981.

[121]岳美中.岳美中医案集[M].北京:人民卫生出版社,1978.

[122]许小逊.通脉四逆加猪胆汁汤临床应用[J].广东医学,1963:(2):235.

[123]俞长荣.伤寒论汇要分析[M].福州:福建人民出版社,1985.

[124]唐祖宣,等.附子汤的临床辨证新用[J].中医杂志,1981,11:39.

[125]张大炳.四逆汤治疗危急重症验案三则[J].云南中医杂志,1992,13(3):26-27.

[126]王长宏,杨福轩.四逆汤加味治疗喉痹30例[J].中国中医药科技,1997,4(4):211.

[127]陈拥军,庞晓钟.李鸿娟主任医师治疗慢性支气管炎经验[J].吉林中医,2008,21(8):10-11.

[128]李连洪.四逆汤合生脉饮治愈休克1例报告[J].黑龙江中医药,1992,3:33.

[129]陈志厚,郑明锋.四逆汤合苓桂术甘汤治疗寒湿腰痛初探[J].中国民间疗法,2015,23(7):77-78.

[130]严娟.四逆汤加味治疗术后倾倒综合征[J].河南中医,1999,19(1):19.

[131]朱晓俊.四逆汤合生脉散治疗缓慢性心律失常7例[J].浙江中医杂志,2008,43(1):6.

[132]王洪泰,李洪善.四逆汤治疗鼻衄崩漏案[J].新中医,1985,12(2):32.

[133]李凤儒,韩金花.四逆汤新用举隅[J].山西中医,1999,1(15):50.

[134]司胜林,张敏.王付教授运用四逆汤辨治杂病三则[J].中医药学报,2010,38(3):137.

[135]陈灏珠.西医内科学(第三版)[M].北京:人民卫生出版社,1992.(48).

[136]何绍奇.现代中医内科学[M].北京:中国医药科技出版社,1991.

［137］谢焕荣.四逆汤治疗婴幼儿腹泻临床体会［J］.河南中医,2007,27(9):
2007 - 2008.

［138］梁学仁,杜芳年.用四逆汤加味治疗冷性荨麻疹一例［J］.云南中医学院学
报,1980,3:46.

［139］马传武.四逆汤治疗头面部疾患［J］.中医研究,2015,28(9):51.

［140］高建伟,倪亚平.郑重光运用当归四逆汤辨治厥阴病特色［J］.吉林中医药,
2008,28(5):381.

［141］吕英.《伤寒论》四逆汤方名分析及临床应用［J］.辽宁中医杂志,2011,38
(7):1343 - 1344.

［142］李巧莹,于兰.含有附子方剂的归纳分析［J］.吉林中医药,2012,32
(12):1628.

［143］邓天润.《伤寒论》厥证浅识［J］.安徽中医学院学报,2011,30(5):4 - 5.

［144］傅文录.阳虚肝寒证证治发挥［J］.河南中医,2011,31(7):735.

［145］郭晨.《素圃医案》"伤寒治效"中四逆汤的应用浅探［J］.湖北中医药大学
学报,2014,16(1):72 - 73.

［146］李可.李可老中医急危重症疑难病经验专辑［M］.太原:山西科学技术出版
社,2006.

［147］马春玲,张桂荣,朱章志.经方发微及治验拾萃 3 则［J］.上海中医药杂
志,2009.

［148］郑钦安.郑钦安医学三书［M］.太原:山西出版集团,2006.

［149］卢崇汉.扶阳讲记［M］.北京:中国中医药出版社,2006.

［150］刘力红,孙永章.扶阳论坛［M］.北京:中国中医药出版社,2009.

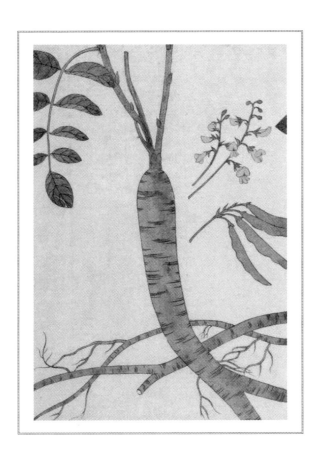